食べないっ子も、いただきます！

うちのやさしい かいじゅう ごはんレシピ

あまこようこ

TOYOKAN BOOKS

はじめに

わたしがキッチンに立つと必ず、彼は来てくれる。
とてもじゃま。
でも、食に興味を持ってくれるところはとてもうれしい。
わたしは料理のプロ、どんな攻撃を受けても
美味しいものを作るのだ！と、その攻撃に立ち向かう。

長男のそうりは、今11歳。
発達遅滞の診断を受けていて、感覚過敏の特徴もある。
料理には興味を持ってくれても、食事にはあまり関心がない。
関心がない上に、保育園の年中さんになって
ようやくバナナを噛みちぎれるようになったくらい
噛む力が弱い。

初めての子ども。
初めての育児。

何が正解で、何がダメなのかもわからない。
ただただ、育児、家事、仕事に追われる毎日。
そんな日々がどんどん増えていく中、
病院に行っても答えがない。
毎晩ネットで調べても正解がわからない。
誰に聞けば正解がわかるのか？
どこへ行けば、答えを教えてくれるのか？

子どもと食事を楽しみたいと思ってた。
だけど、そうりは食べることに興味がない。
だったら興味を持ってくれるように工夫すればいい。
食べやすく小さく刻んだり、見た目を変えたり、

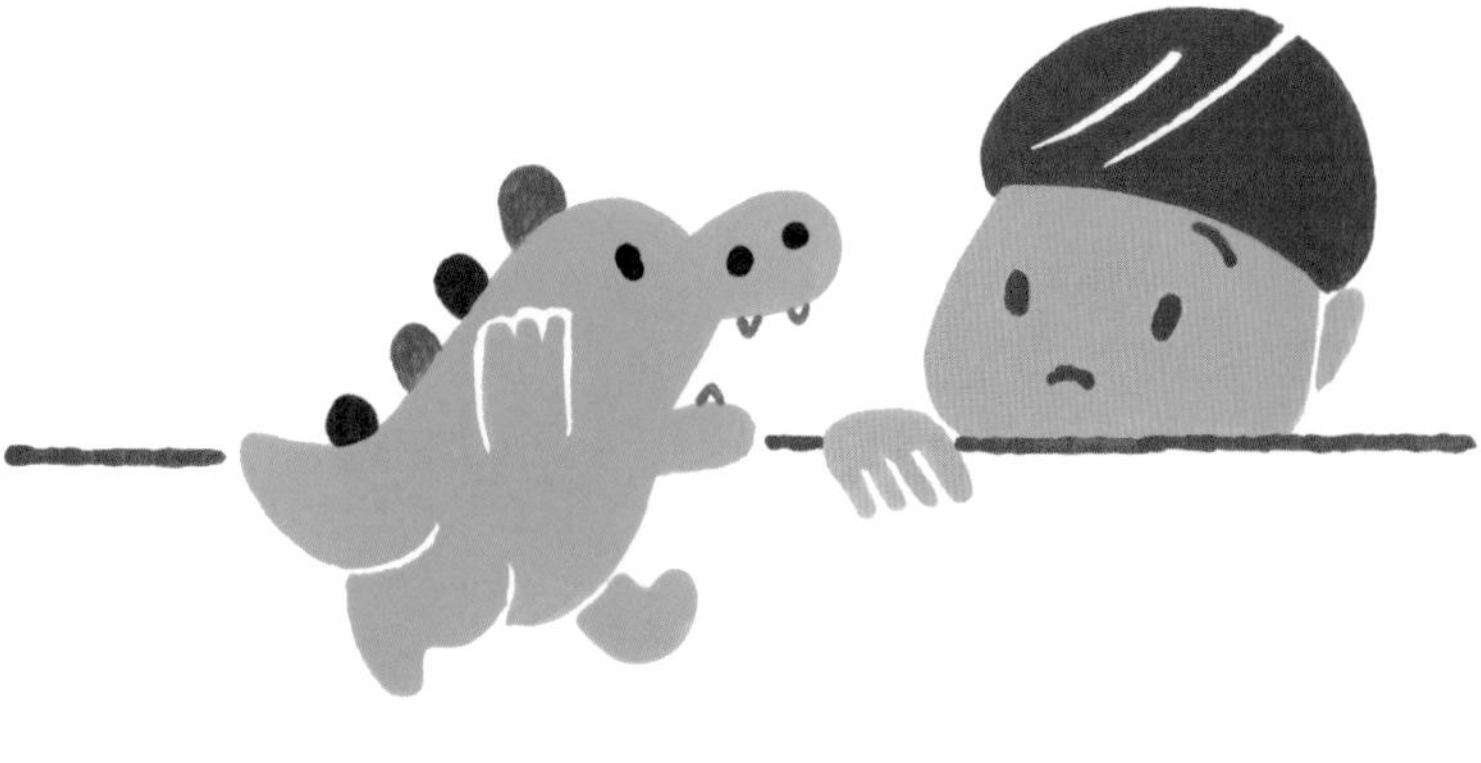

お手伝いしてもらったり、キャンプをしたり。
料理は、わたしとそうりのコミュニケーションになっている。

そうりに特別な日を覚えてもらうために
誕生日やクリスマスなど行事のときは必ずケーキや料理を作る。
いろんな行事を知ってほしいから。

春になると、お花見弁当を作って公園に行く。
桜が咲くことを覚えてほしい。
毎年、桜がつぼみになるころ、ここから桜が咲くんだよ。
咲いたときには「きれいだねー」と必ず伝える。
今では、桜を見ると「きれいだね」と、教えてくれる。

子どもって、物を壊したり、騒いだりするから
かいじゅうみたいだなって思っていた。

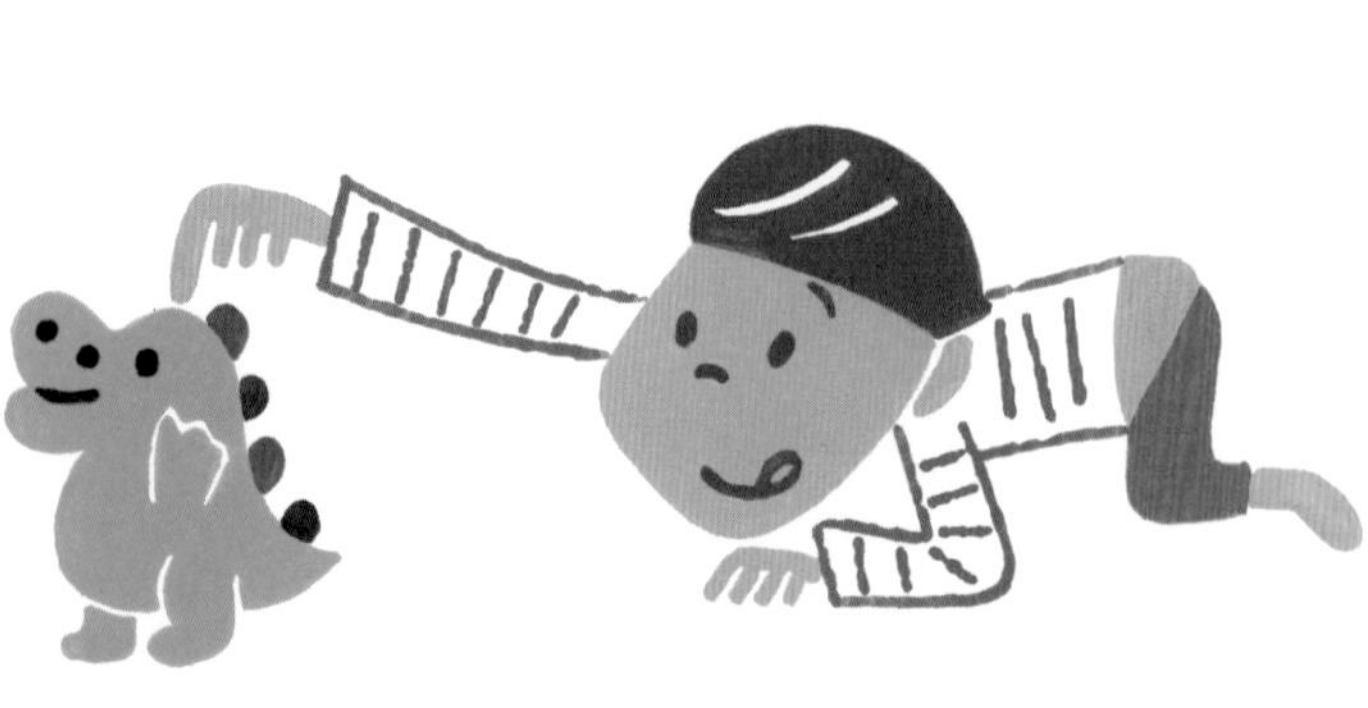

そうりが生まれてまたそう思った。
でも、かいじゅうっていってもいろいろいることに気づいた。
そうりは、ドカドカ元気に走り回っているかいじゅうたちを
そーっと見守って、ときには「あぶないよ、大丈夫？」と声をかけている。

ある日、急に「痛い？　元気？」と聞いてきたことがあった。
ぽかんとするわたしに何度も伝えてくれた。
前日に「お腹が痛い」と話していたんだった。
気にかけていることはちゃんと言葉にしてくれる、心やさしいかいじゅう。

そうりは今、毎日食卓に楽しそうについてくれている。
きっと同じように悩んでいるお母さん、お父さんがいると思う。
本書のレシピで、家族が笑顔になることを願って。

あまこようこ

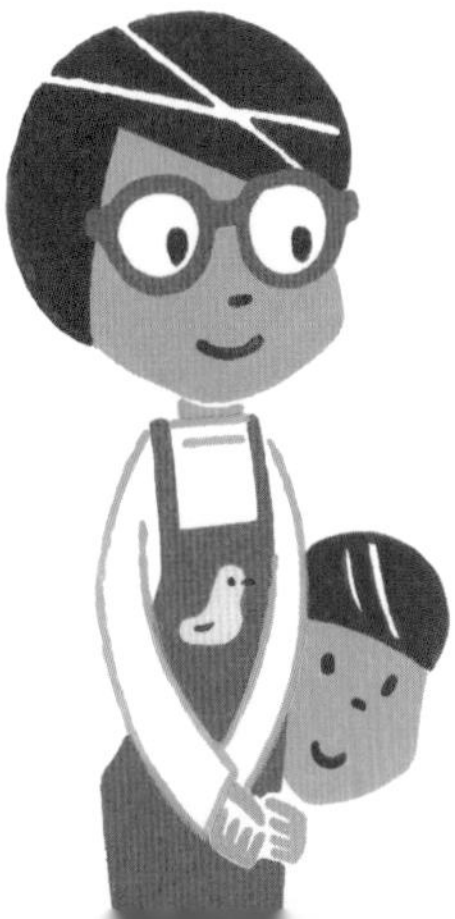

うちのごはん 7つのルール

そうりは、見よう見まねで大人のまねをするのが好きなのと、
彼なりのルールがあります。
たとえば、扉はキッチリ閉まっていないといけない。
毎日同じ道を通らないとダメ。
コンロの３口の場所にはちゃんと定位置があり、
ごはんを炊く土鍋は左、フライパンは右、
奥はお茶を沸かすやかん。
これを違う場所に置くと怒られる。
キッチリしていないといけない。
そんなうちの７つのルールです。

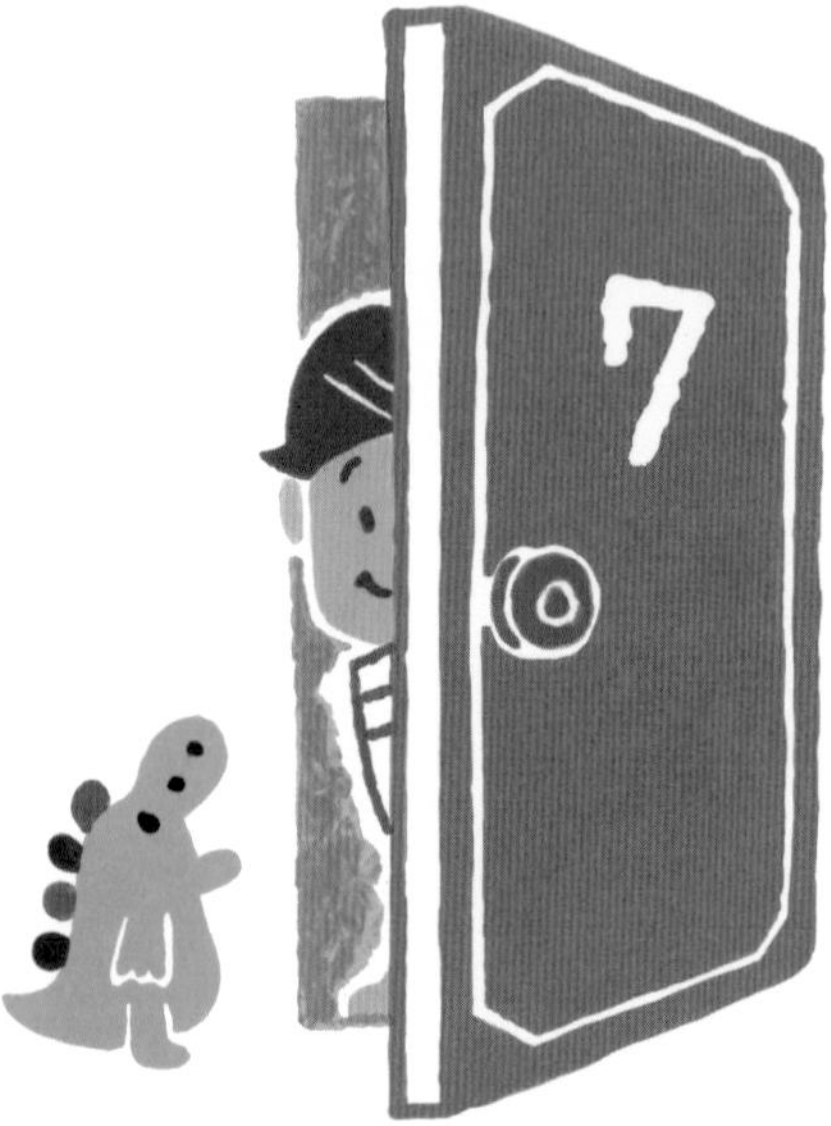

時間（順番）を固定する

学校から帰宅したら、
お風呂、ごはんどっちがいい？となるけど、
そこの順番は絶対に変えられない。
どんなに雨で濡れていても、ごはん、お風呂、
歯みがき、トイレ、就寝の順番は変えられない。
お風呂が先という順番はそうりの中では×。
この順番で、そうりはストレスなく過ごせる。
もし、順番が違ったら、泣き叫んでパニックになる。

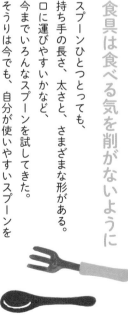

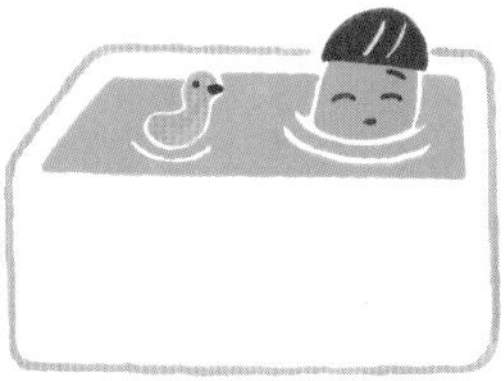

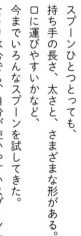

食具は食べる気を削がないように

スプーンひとつとっても、
持ち手の長さ、太さと、さまざまな形がある。
口に運びやすいかなど、
今までいろんなスプーンを試してきた。
そうりは今でも、自分が使いやすいスプーンを
毎日学校に持参する。
手先が不器用なため、お箸も使えない。
そして器は、少し高さのあるもの。
すくいとるのが難しいので、
器のふちを使ってスプーンにのせる。
左手でちゃんと器を持つのも忘れるので、
左手は？と声かけをしたり。
お弁当箱は、手のひらサイズのものを選ぶことで、
手に持ってひとりで食べられるようになった。
本音をいうとでっかいお弁当箱に
詰めたいところだけど、そこは仕方がない。

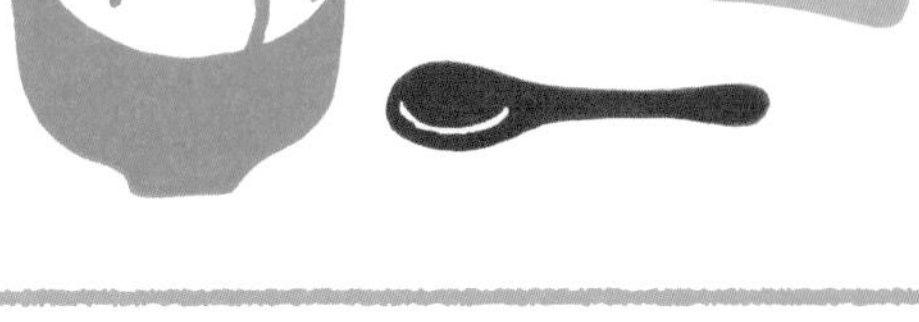

キャンプでチャレンジ

そうりは小さいころから公園が苦手。今もそうだけど。
いろんな人がいるからか、
公園の中に入ろうとしない。
たまにブランコに乗ったり、滑り台も滑る。
でも、どれも1回やったらおしまい。
近くに停めてある自転車にすぐに乗ってしまう。
外遊びをさせてあげたくて、
どうすればいいかを考えた。
保育園に通っていたとき、
周りのお友だちがキャンプをやっていることを知り、
そうりが6歳のときに初めて
キャンプに連れていった。
キャンプだと、プライベート感もあるのか、
なんとなくだけど馴染んでいる様子。
近くの川で釣った魚を、塩焼きにして食べる。
いつもなら、かじりとることを嫌うのに、
このときばかりは雰囲気に負けてか、
魚をかじりながら食べる。
少しぐらいこぼれたって気にしない。
火は熱いんだよ、夜は電気がないと
真っ暗だねとか、いろんなことが学べるキャンプ。
でも、寝るときはみんなで寝ないといけない
そうりのルールがある。
ルールが解除されないので、
すごく早く就寝体制をとるけど、
まったく寝なかったり、朝方早く起きてしまったり。
大変なこともあるけど、
車で森林の多いところを通ると、
「キャンプみたいだね」「キャンプ行きたいね」と、
キャンプは気に入っている様子。

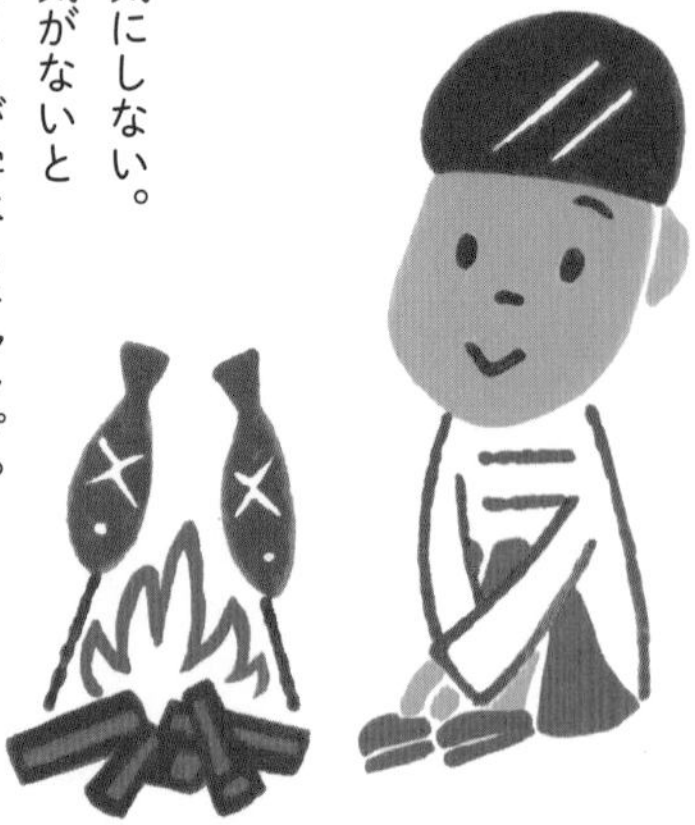

食べやすさを工夫する

噛む力が弱いので、肉などは必ずハサミで切るようにしている。
気づくと丸のみすることもあるので、
よく噛むように声がけ。そして必ず見守る。
でも食材を細かくしてばかりだと噛むことを忘れるので、
シチューの具などは少し大きめにカットする。
のり巻きはのりを噛みちぎるのが難しいので
のりに切り込みを入れるか、細く切る。
熱いものもうまく調整しながら食べられないので、
冷ましたものをあげる。
それなのに、お腹が空きすぎているときは、
ハンバーガーだって噛みちぎる！やればできるじゃないかー。
でもこんな順調な日が毎日続くことはない。
だから、やればできる日に、できることをやらせてあげよう。
経験を積んで、そのうちできるようになるよう願って、
1個ずつ、少しずつ。

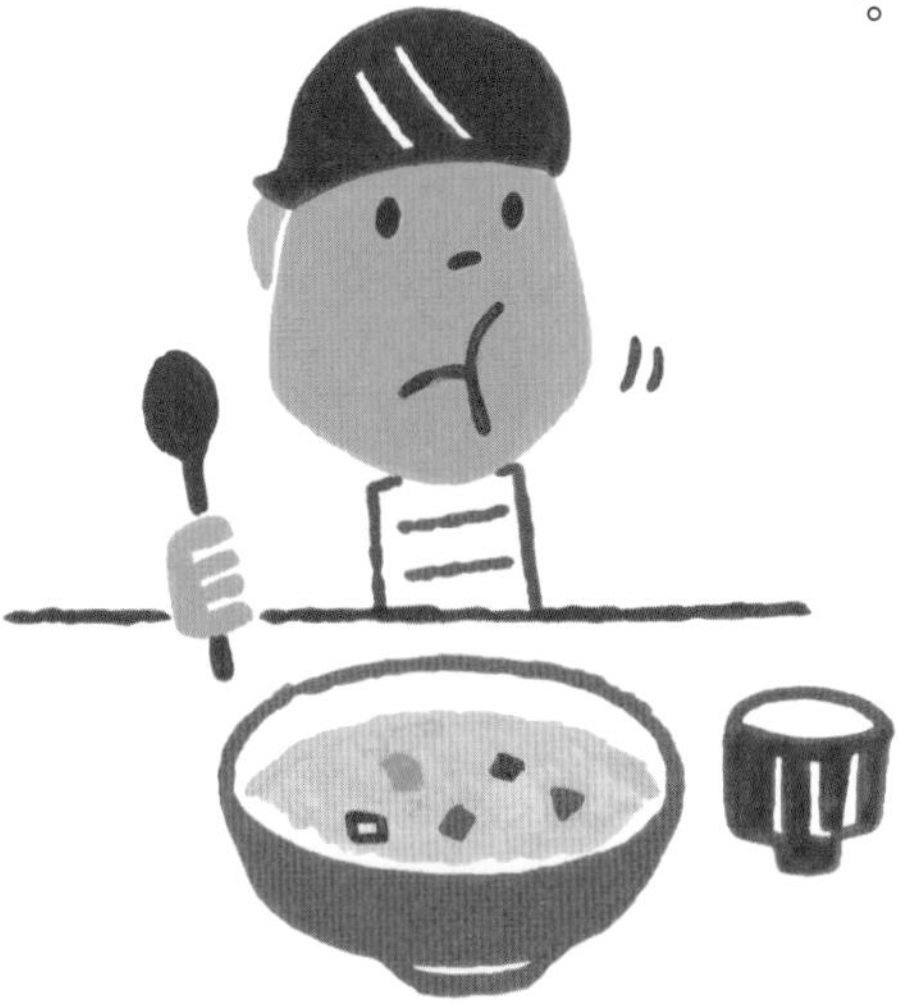

買い物に一緒に行って、一緒に作る

週末は買い物に行き、一緒に食材の買い出し。
玉ネギどこだっけ？豆腐あるかな？といって、
玉ネギがどんなものなのかを教える。
でも、教えた食材とまったく違うものを適当に選んでくるときもある。
買い物から帰ると、そうりがまずは米を研ぐ。
腕まくりして自信満々。
でも、手元をまったく見てないのでなかなかうまくいかない。
それでも、一緒に買い物をして、料理を作ることが
食への興味をうながすと信じてる。
小学校でも調理の時間というのがあり、
買い物から授業が始まるそう。
やっぱり大事なのだと感じる。

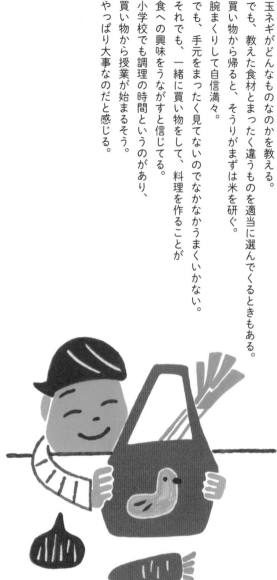

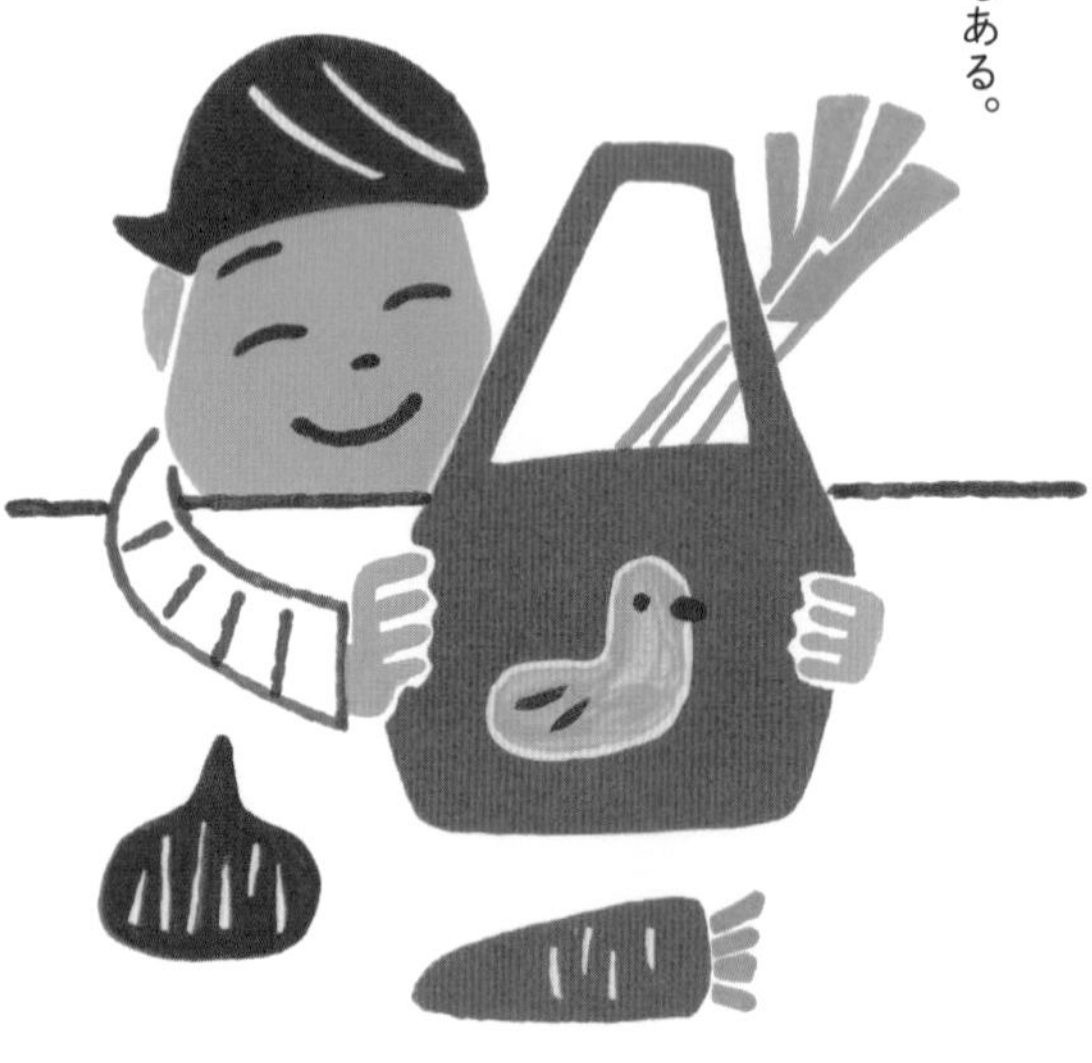

まずは、ひとくちから

そうりには、
毎日、洗濯機を回したい願望がある。
洗濯機が回るのが好き。
電子レンジが回るのが好き。
扇風機が回るのが気になる。
回るものに気をとられることが多い。
ごはんの時間になっても
洗濯機が気になっていうことをきかない。
でもごはんをどうしても食べさせないといけないときは
無理やりだけど、まずは「ひとくち」と、口の中に入れる。
そうすると、忘れていたのか、思い出したのか、
そこから食べ始めることも多い。

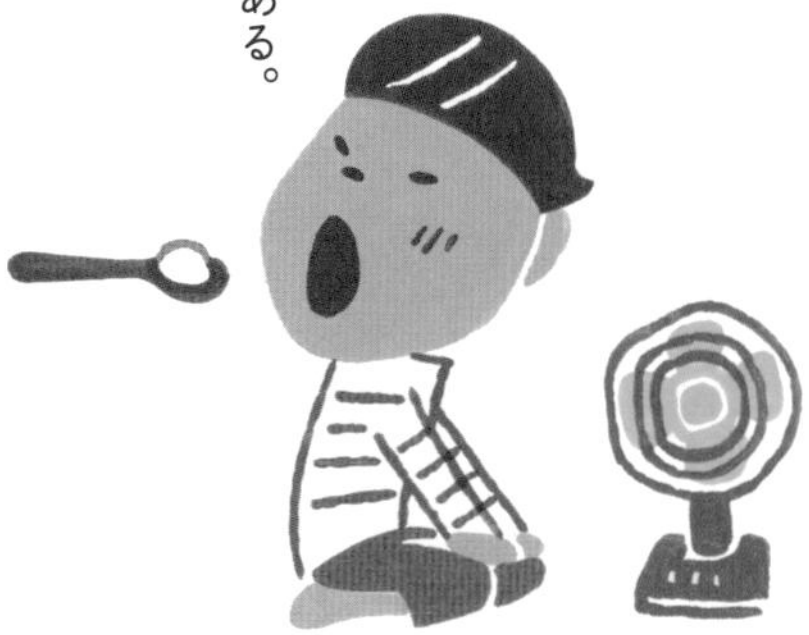

できることを伝える

ごはんを食べないとお菓子が食べられないよ。
ではなく、ごはんを食べたらお菓子が食べられるよ。
いい方ひとつだけど、子どものやる気に繋がる言葉。
これは、支援学校の先生に教わったこと。
できないではなく、できることを伝える。
どんな人にも通用する言葉だと思う。

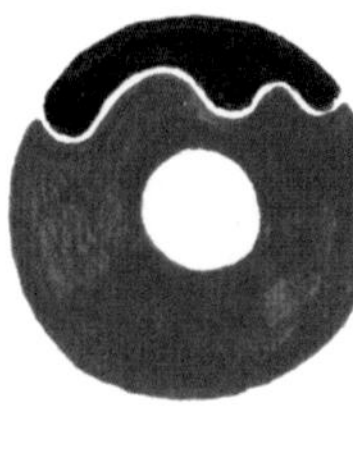

もくじ

食べないっ子も、いただきます！ うちのやさしいかいじゅう ごはんレシピ

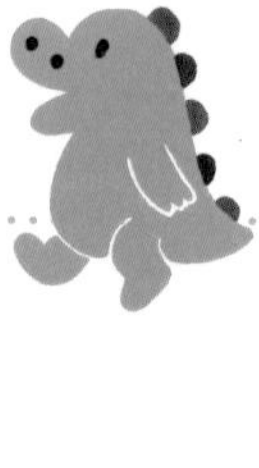

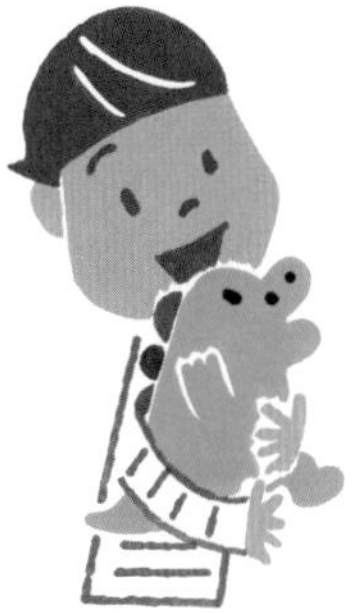

＊レンジのワット数の表記がないものは全て600wです。

Part 1
うちの朝ごはんレシピ

1日の始まりの朝ごはんは、とても大切。
慌ただしいけれど、栄養には気をつけながら、
ひとくちで食べられるごはん、具沢山スープなど
すぐに食べられるメニューを考えます。

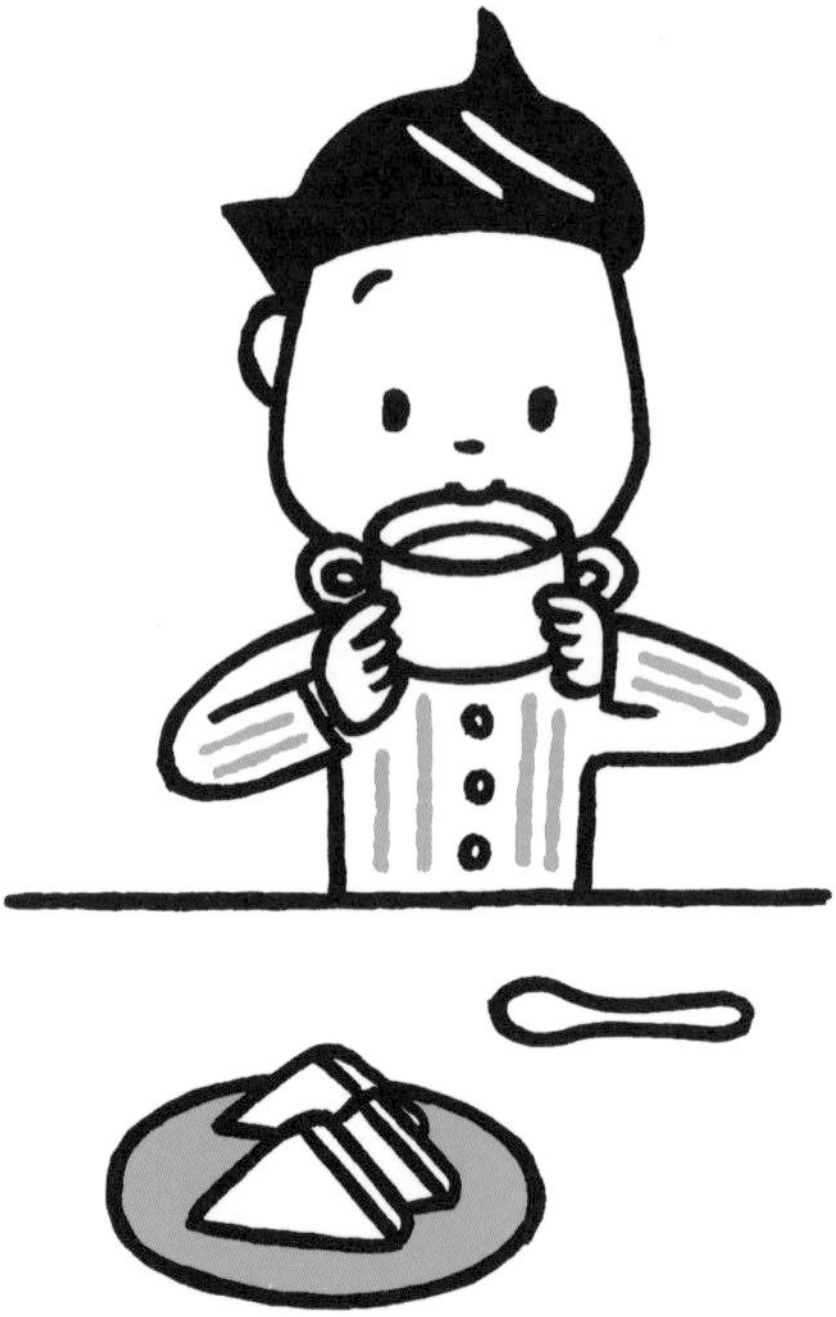

食パンにくぼみをつけて
卵液を流すだけ。
水分があるから食べやすい。

ひとくちキッシュパン

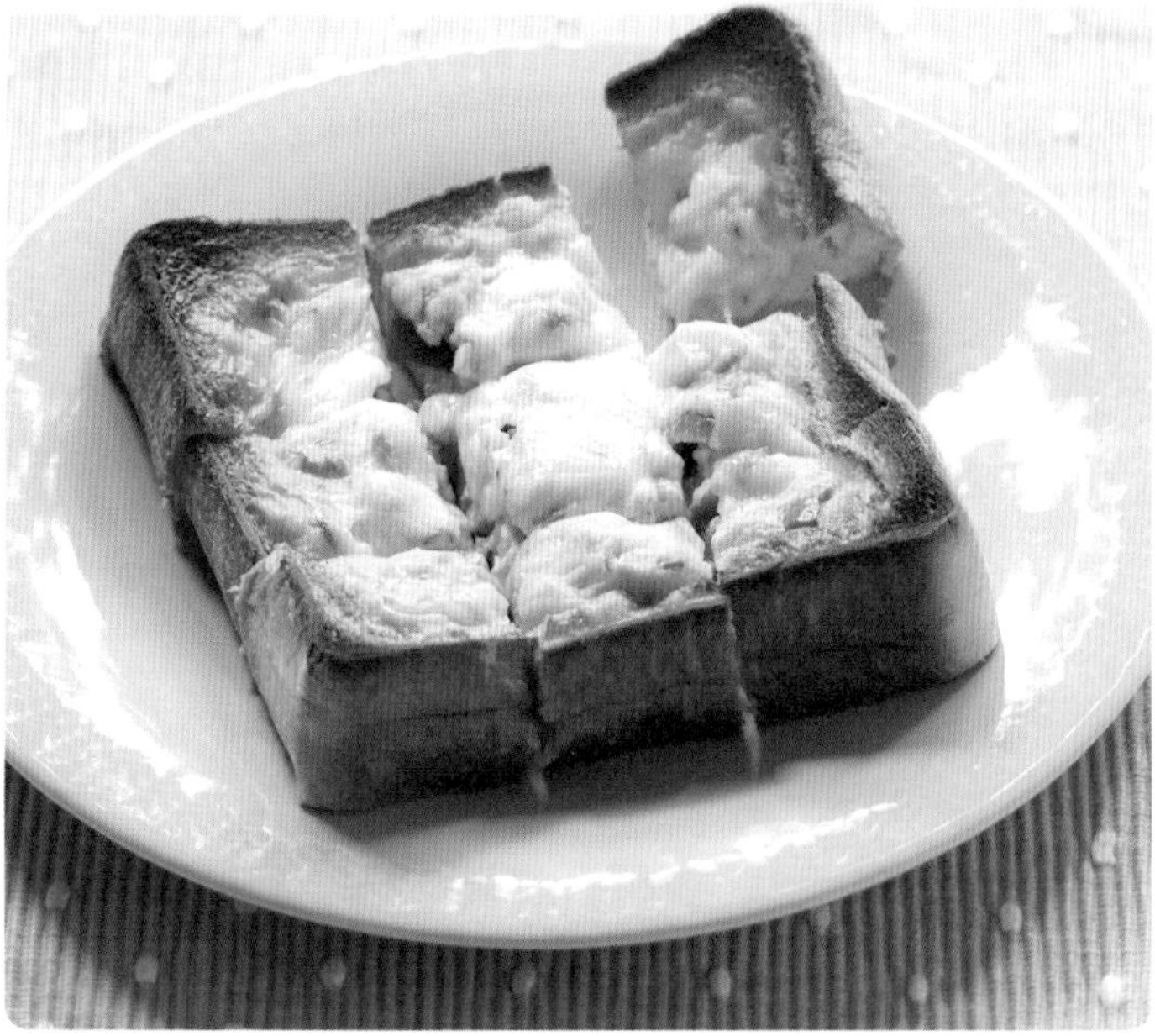

材料 2人分

- 食パン……2枚（4枚切り）
- ベーコン……2枚
- ピーマン……2個
- Ⓐ
  - 卵……2個
  - 牛乳……大さじ4
  - ケチャップ……小さじ2
- ピザ用チーズ　40g

［作り方］

❶ベーコン、ピーマンは1cmの角切りにする。
❷食パンは白い部分にスプーンを押し付けてくぼみをつける。
❸混ぜたA、ベーコン、ピーマンを混ぜてくぼみの部分に流し入れチーズをかける。
❹ホイルに包んでトースターで約10分焼く。子どものひとくちサイズにカットする。

ロールサンドにすれば手が汚れることもなく、
ひとくち大にカットするだけでパクパク食べてくれます。
ラップで巻くのがポイントです。

ロールサンドイッチ

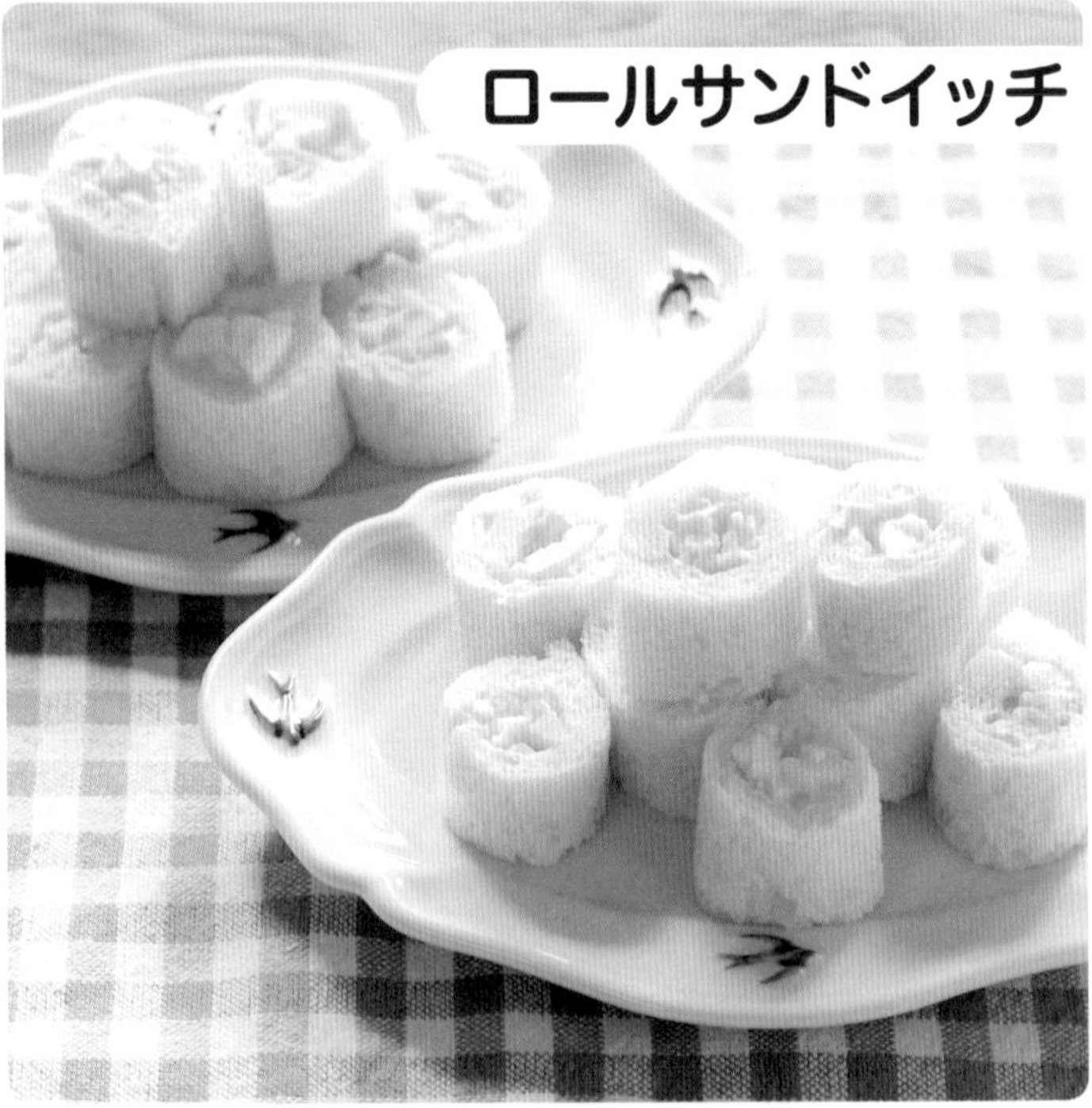

材料 2人分

サンドイッチ用の食パン……５枚
卵……２個
マヨネーズ……大さじ２
バター……20g

［作り方］

❶卵は沸騰した湯に入れて８分茹でる。水で冷まし、殻をむいてフォークで細かくつぶし、マヨネーズを混ぜる。

❷バターを室温に戻し、食パンの片面にだけバターをぬる。バターの面を上にして、ラップにのせる。奥を１cmあけて全体的に①の1/5量を平らにのせ、手前からラップごと巻く。同じように５本作る。

❸５分おいて落ち着かせて、ラップごとひとくち大に切って最後にラップをとる。

たくさんの野菜がとれるスープ。
ショートパスタを入れるので
ボリューム満点！

具沢山ミネストローネ

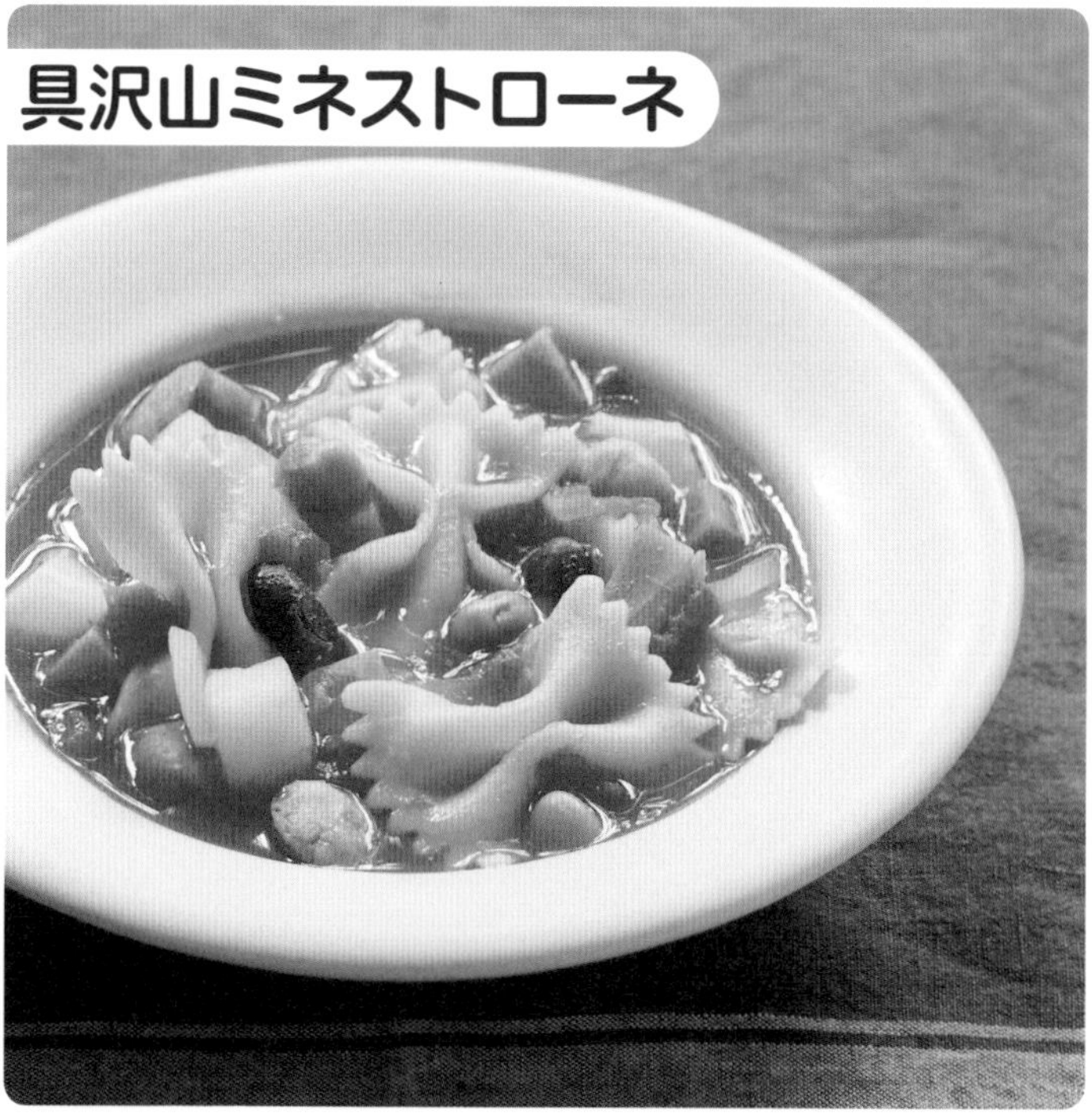

材料 2人分

玉ネギ……¼個
ニンジン……¼個
ジャガイモ……小1個
ウィンナー……2本
ミックスビーンズ……30g
ショートパスタ（ファルファッレ）……40g
トマト水煮缶（ダイスカット）…½缶（200g）
水……2カップ
塩……小さじ½
オリーブ油……適量

［作り方］
❶玉ネギ、ニンジン、ジャガイモは1cmの角切り。ウィンナーは1cm幅の輪切りにする。
❷鍋にオリーブ油を熱し、玉ネギ、ニンジンをしんなりするまで炒める。
ジャガイモ、ウィンナーを加えてさらに炒め、水、トマト水煮、ミックスビーンズ、パスタを入れる。
❸ひと煮立ちしたら、蓋をして弱火で15分煮る。塩で味をととのえる。

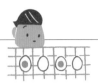

前日に車麩を卵液に漬け込んで
朝は焼くだけなので簡単。
パンとは違った食感も楽しい。

麩レンチトースト

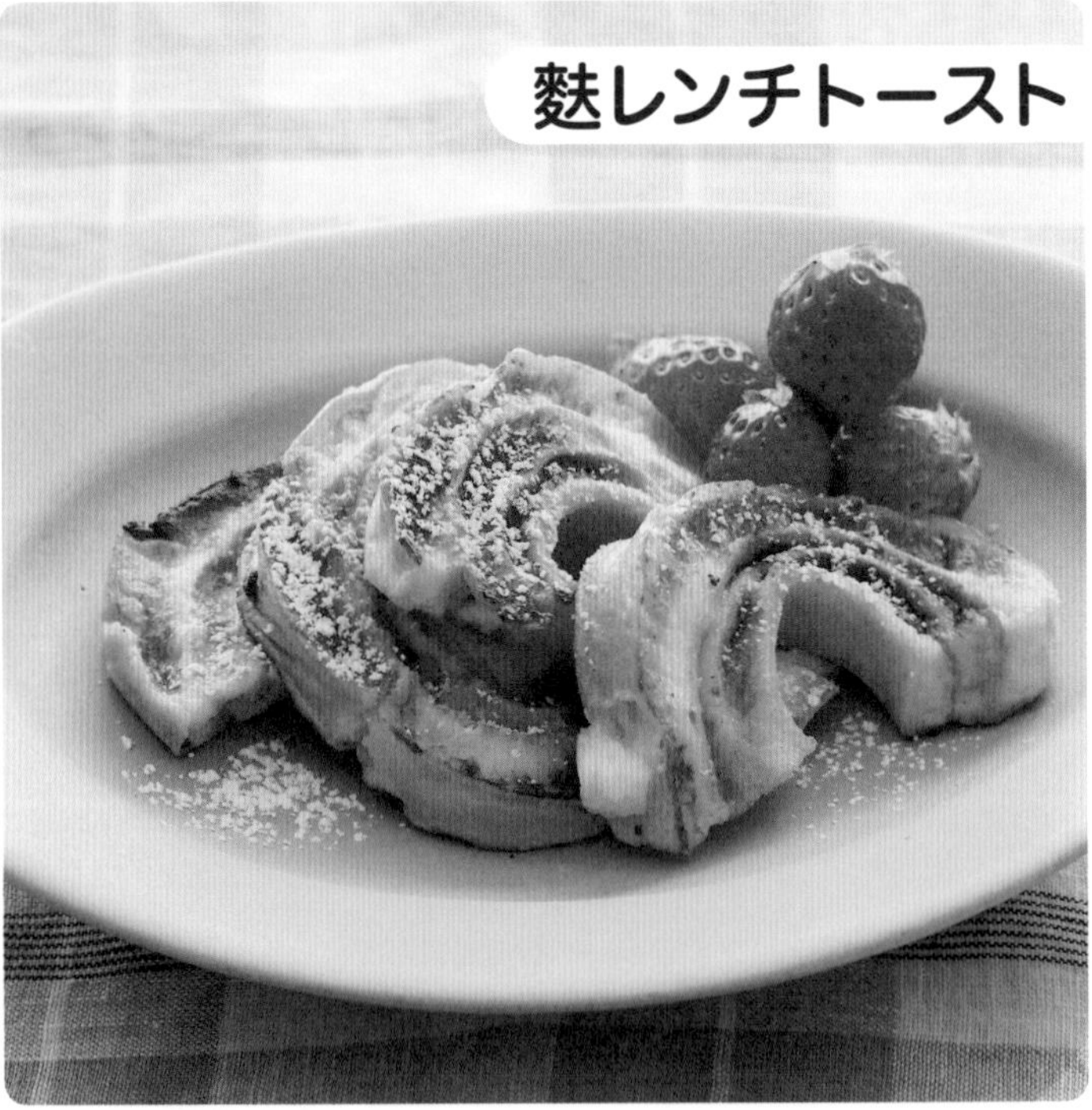

材料
2人分

車麩……4枚
卵……1個
牛乳……1カップ
砂糖……大さじ2
いちご、粉糖……適量
バター……10g

［作り方］
❶車麩は4等分に手で割る。
❷ビニール袋に卵を入れてほぐし、牛乳、砂糖を混ぜる。
車麩を入れて空気を抜くようにしてビニールの口を閉じる。
1時間以上またはひと晩冷蔵庫で漬け込む。
❸フライパンにバターを熱し、②の両面を中火でこんがりと焼く。
❹皿に盛り、いちごを添えて、粉糖をかける。

やさしいバナナの甘味と、しっとりと
食べやすい豆腐が相性抜群のパンケーキ。
混ぜたいといってキッチンで張り切るそうり。

豆腐とバナナのパンケーキ

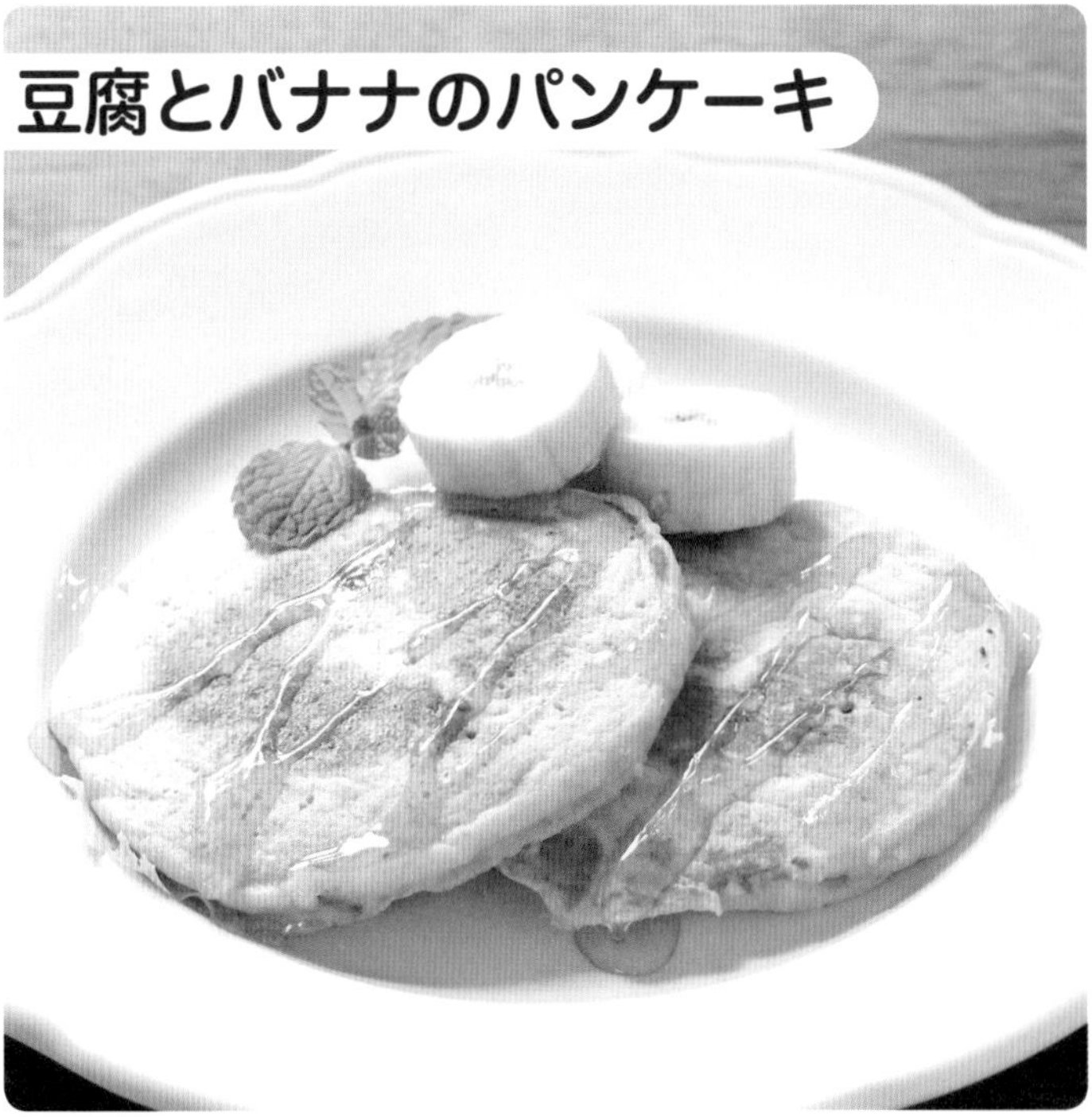

材料
2人分

木綿豆腐……70g
バナナ……½本
ホットケーキミックス……70g
牛乳……50ml
卵……½個
油、飾り用バナナ、ミント、
メープルシロップ……適量

［作り方］

❶豆腐はペーパーに包みレンジで１分加熱して水切りをする。

❷ボウルにバナナを入れてホイッパーでペースト状にして、豆腐も加えつぶす。
なめらかになったら、卵、牛乳、ホットケーキミックスを加えて、ゴムベラでさっくりと混ぜる。

❸フライパンに油を熱し、②を丸く流し入れ蓋をして中火弱で焼く。
表面に泡が出てきたらひっくり返して火を通す。

❹皿に盛り、バナナとミントを飾り、メープルシロップをかける。

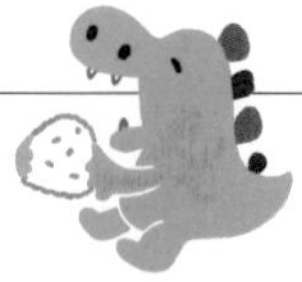

チーズでズレを少なくして食べやすく。
ぺったんこだから
大きい口を開けなくてOK！

ぺったんこハンバーガー

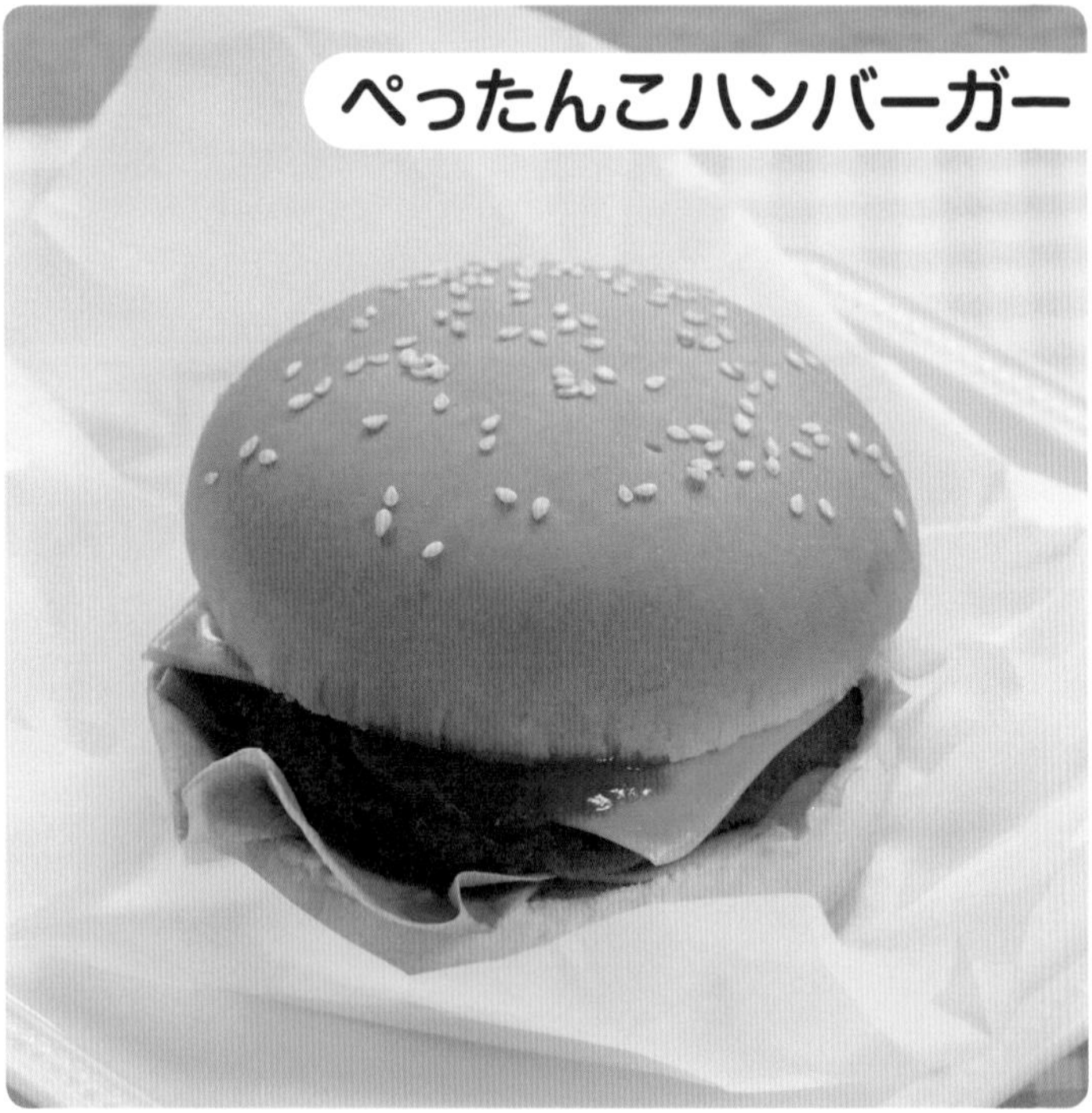

材料
2人分

ハンバーガー用パン……２個
合びき肉……120g
サラダ菜……２枚
スライスチーズ（チェダー）……２枚
塩……小さじ ¼
こしょう……少々
ケチャップ……大さじ２
油……適量

［作り方］

❶ボウルに合びき肉、塩、こしょうを入れ粘りが出るまでよく混ぜる。
２等分にして丸く平たくなるように成形する。

❷フライパンに油を熱し、①の両面を焼く。

❸上側のパンをひっくり返して、チーズをのせる。チーズを上にしてトースターでパンをあたためる。

❹下のパンにサラダ菜、②をのせケチャップをぬりチーズのついた上側のパンで挟む。

五目ひじきの入ったおかずケーキ。
ポロポロするひじきを食べやすくしました。
残ったお惣菜を使うのもおすすめ。

五目ひじきのおかずケーキ

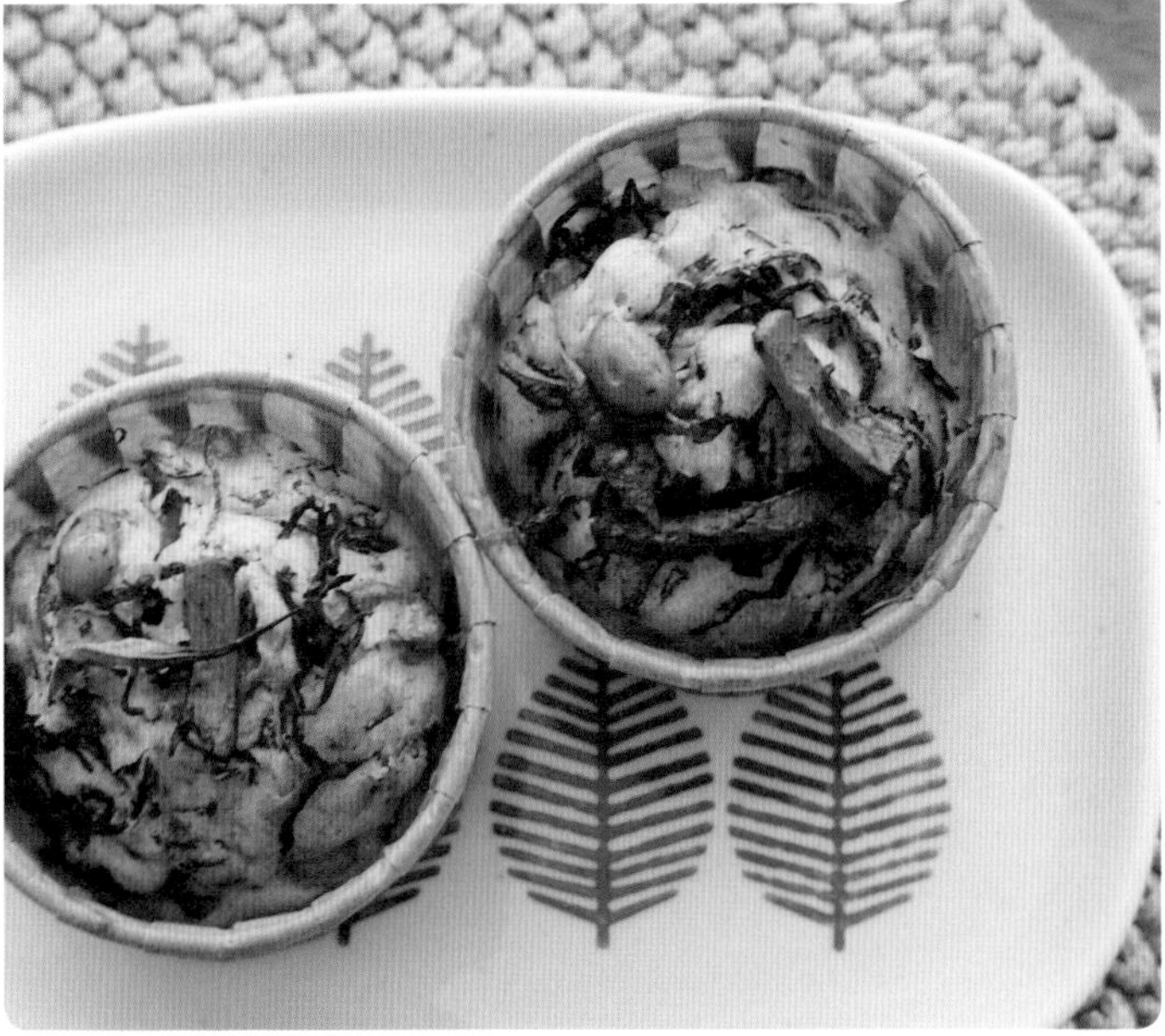

材料
90mlのマフィンカップ4個分

五目ひじきの煮物……50g
卵……½個
牛乳……50ml
砂糖……小さじ1
Ⓐ 薄力粉……70g
Ⓐ ベーキングパウダー……小さじ½
サラダ油……大さじ1

［作り方］
❶オーブンを200度に予熱する。
❷ボウルに卵、砂糖、牛乳、サラダ油を入れて混ぜる。混ぜ合わせたAをふるい入れ、さらに混ぜる。
❸ひじきの煮物を加えてゴムベラでさっくりと混ぜる。
❹カップに等分にして入れオーブンで約12分焼く。

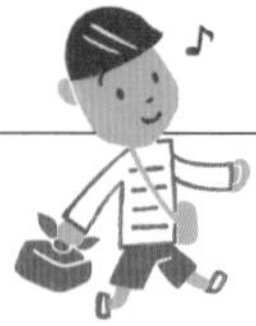

ホワイトソースをパンにかけて焼くので
とっても食べやすい。
ツナやエビなどを入れるのも◎

パングラタン

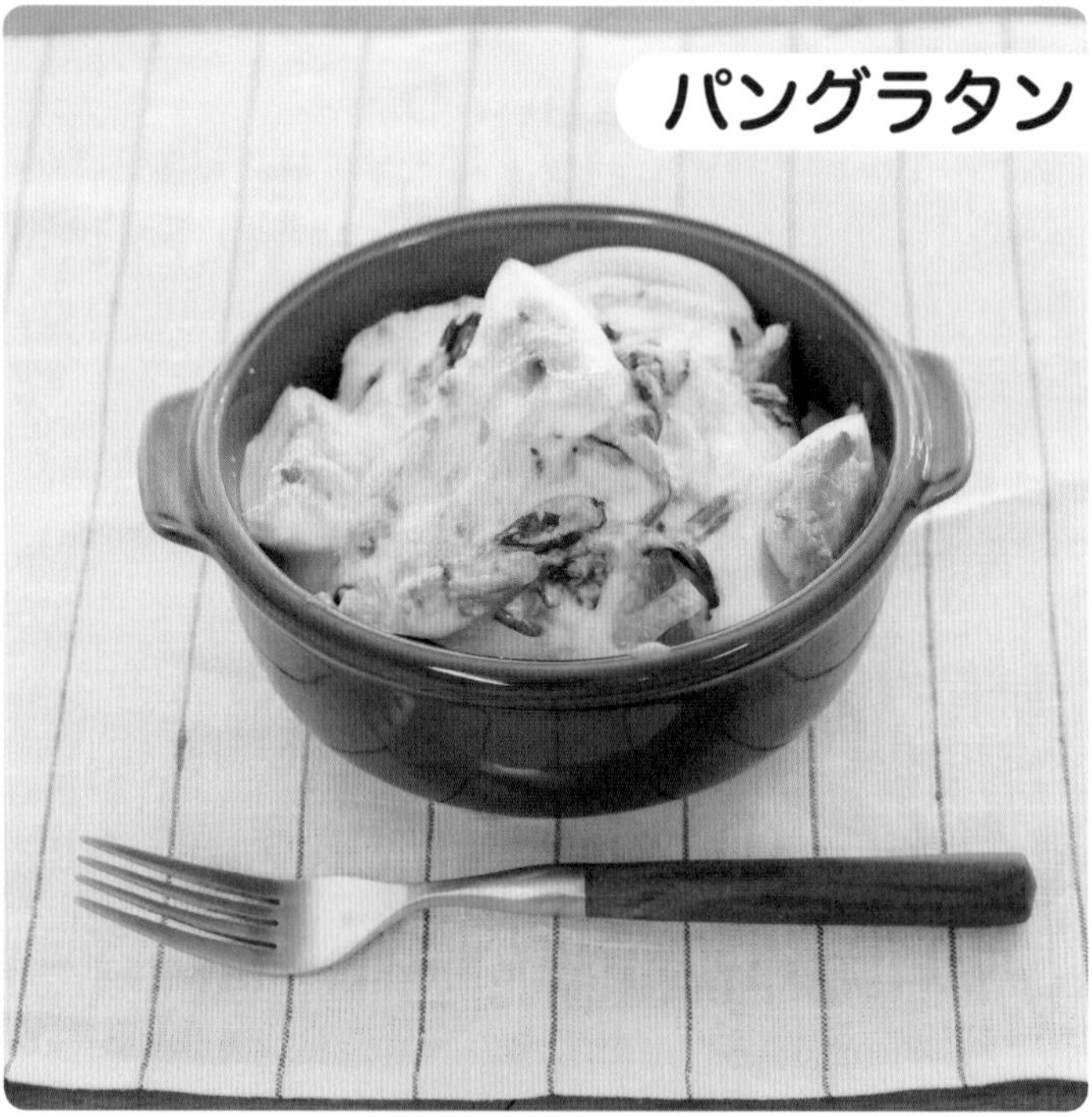

材料
2人分

食パン……1枚（4枚切り）
玉ネギ……¼個
ほうれん草……½束（70g）
ピザ用チーズ……30g
茹で卵……1個
薄力粉……大さじ1
牛乳……1カップ
塩……小さじ½
バター……20g

［作り方］
❶ほうれん草は塩茹で（分量外）して、2cm長さに切る。玉ネギは薄切りにする。パンはひとくち大に切る。ゆで卵はくし切りにする。
❷フライパンに玉ネギと、薄力粉を入れて混ぜる。バターを入れて中火にかけ、玉ネギがしんなりしたら牛乳を入れ、塩で味をととのえる。
全体に混ざったら、ほうれん草を入れる。
❸グラタン皿にパン、ゆで卵を盛り、②をかけて、ピザ用チーズをふる。
❹トースターで5分ほど焼き色がつく程度に、こんがりと焼く。

食欲がないときにおすすめ。
ブロッコリーも一緒に煮るので
時短にもなります。

クリームツナリゾット

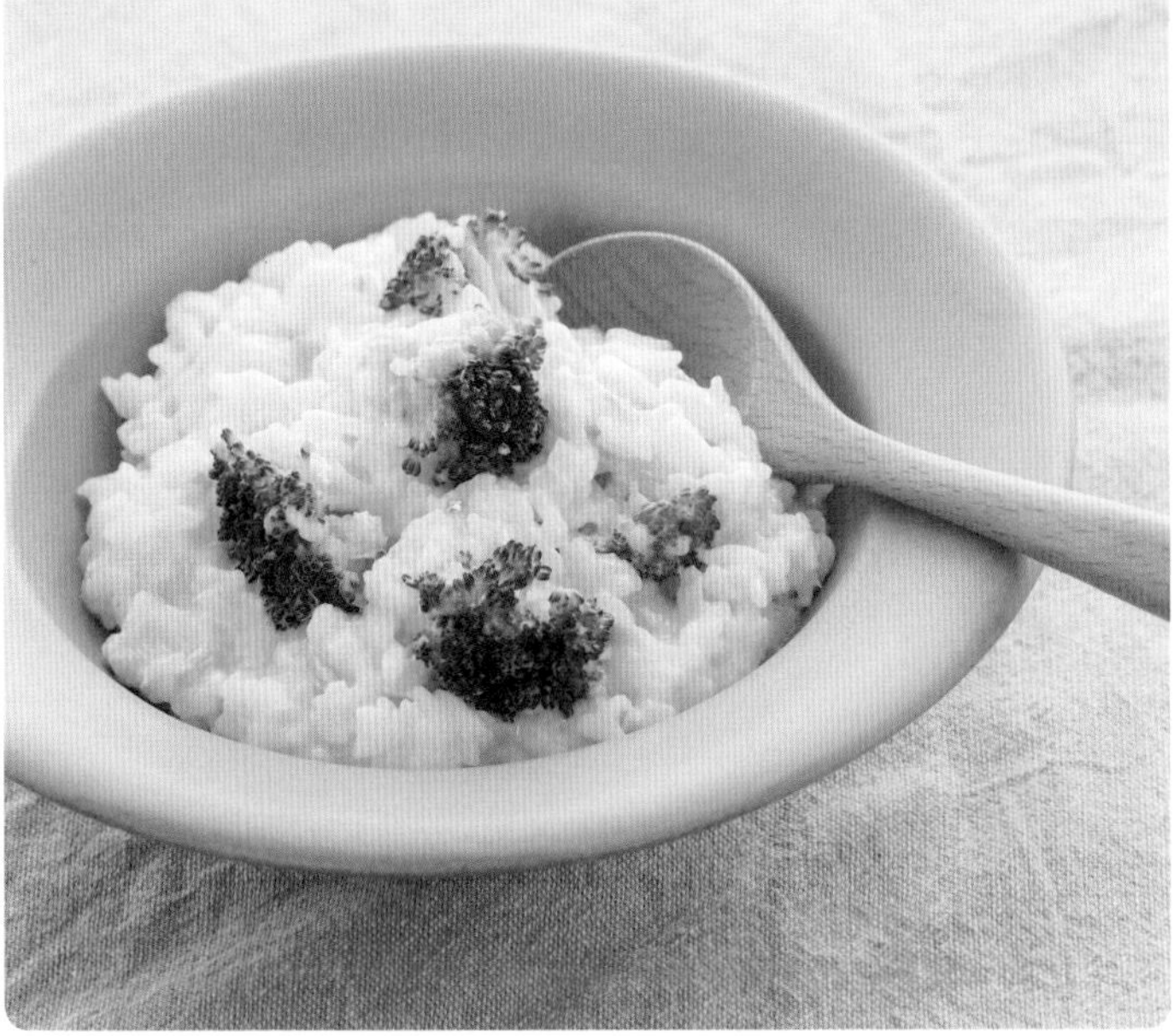

材料
2人分

ごはん……2膳分
ツナ(水煮)……小1缶
玉ネギ……¼個
ブロッコリー……¼株（60g）
牛乳……300ml
バター……10g
粉チーズ……大さじ1

［作り方］
❶玉ネギはみじん切り。ブロッコリーは小さめの小房に分ける。
❷フライパンにバターを熱し、玉ネギを炒める。玉ネギがしんなりしたら、ブロッコリーを加えて炒める。
❸②に牛乳、ツナを汁ごと入れてひと煮立ちしたら、ごはん、粉チーズを入れてトロッとするまで中火で4分煮る。

毎食タンパク質は意識したいので、卵や豆腐は冷蔵庫に常備。
朝だからこそ肉ではなく食べやすい
豆腐や卵をたっぷり使います。

中華風コーンスープ

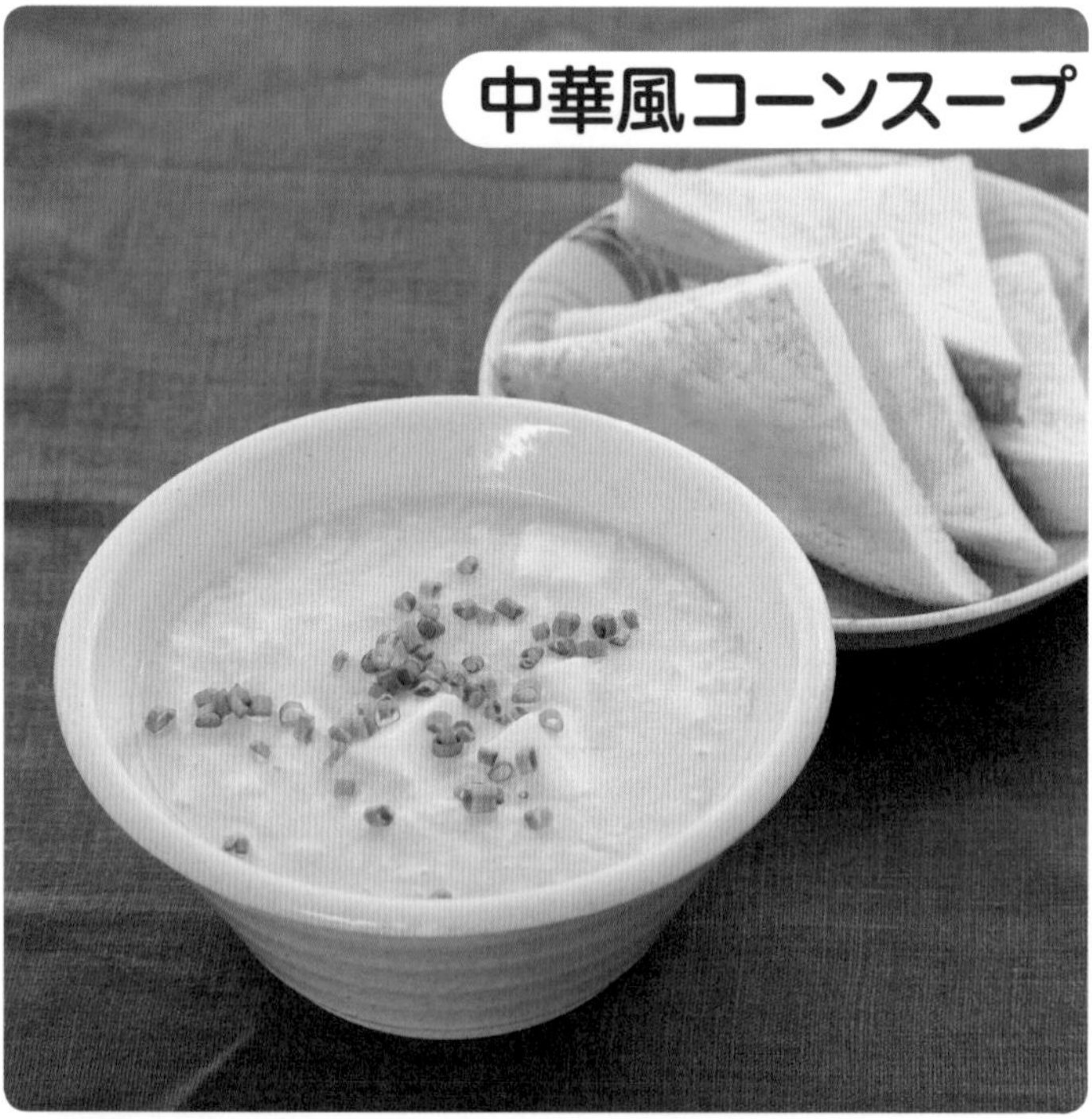

材料 2人分

絹豆腐……100g
卵……1個
万能ネギ……1本分
コーンクリーム缶……小1缶(180g)
水……1カップ
鶏ガラスープの素……小さじ1
水溶き片栗粉
(片栗粉…大さじ½　水…大さじ2)
食パン……2枚

［作り方］

❶豆腐は1.5cm角に切る。卵はときほぐしておく。万能ネギは小口切りにする。
❷鍋にコーンクリーム、水を入れてひと煮立ちしたら、豆腐、鶏ガラスープの素を入れて水溶き片栗粉でとろみをつけて卵をすこしずつ入れる。
❸器に盛り付け、万能ネギを散らす。三角形に切って焼いた食パンを添える。

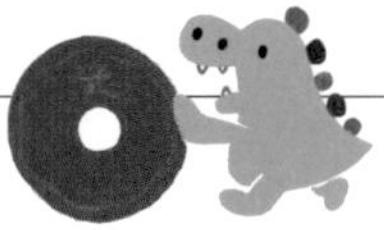

炒めることなく野菜と水を入れて
一気に煮るだけのほったらかし料理です。
生クリームやバターを少し入れてコクを出すことも。

かぼちゃポタージュ

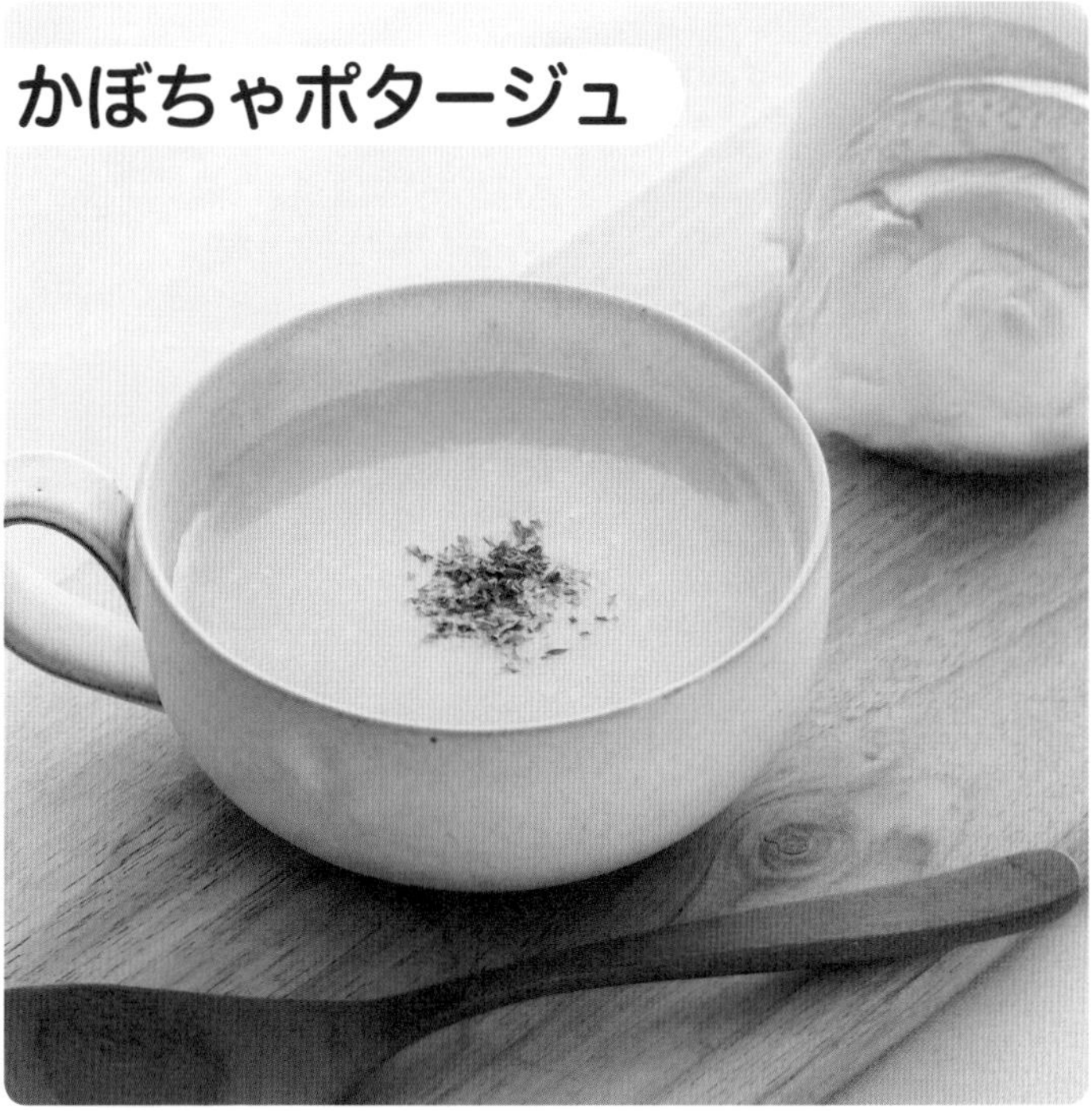

材料 2人分

かぼちゃ……⅛個
（皮、タネをとって100g）
玉ネギ……¼個
水……100ml
牛乳……100ml
塩……小さじ¼
ロールパン……4個
パセリ……適量

［作り方］

❶かぼちゃはタネをとり、皮の部分をとり除き、3㎝角に切る。
玉ネギは薄切りにする。

❷鍋に水、①を入れて蓋をして火にかける。沸騰したら弱火にして15分煮る。
火を止めて牛乳を加えミキサーで攪拌する。

❸鍋に戻し、ひと煮立ちさせて塩で味をととのえる。

❹器に盛り付け、パセリのみじん切りを散らす。ロールパンを添える。

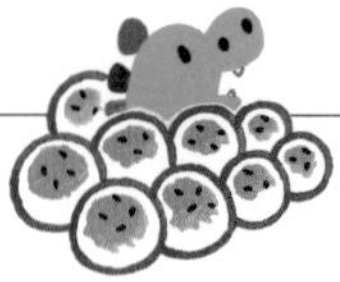

ブロッコリーの鮮やかな緑が
見た目に楽しく食卓を彩ります。
野菜が苦手でも食べやすいポタージュです。

ブロッコリーのポタージュ

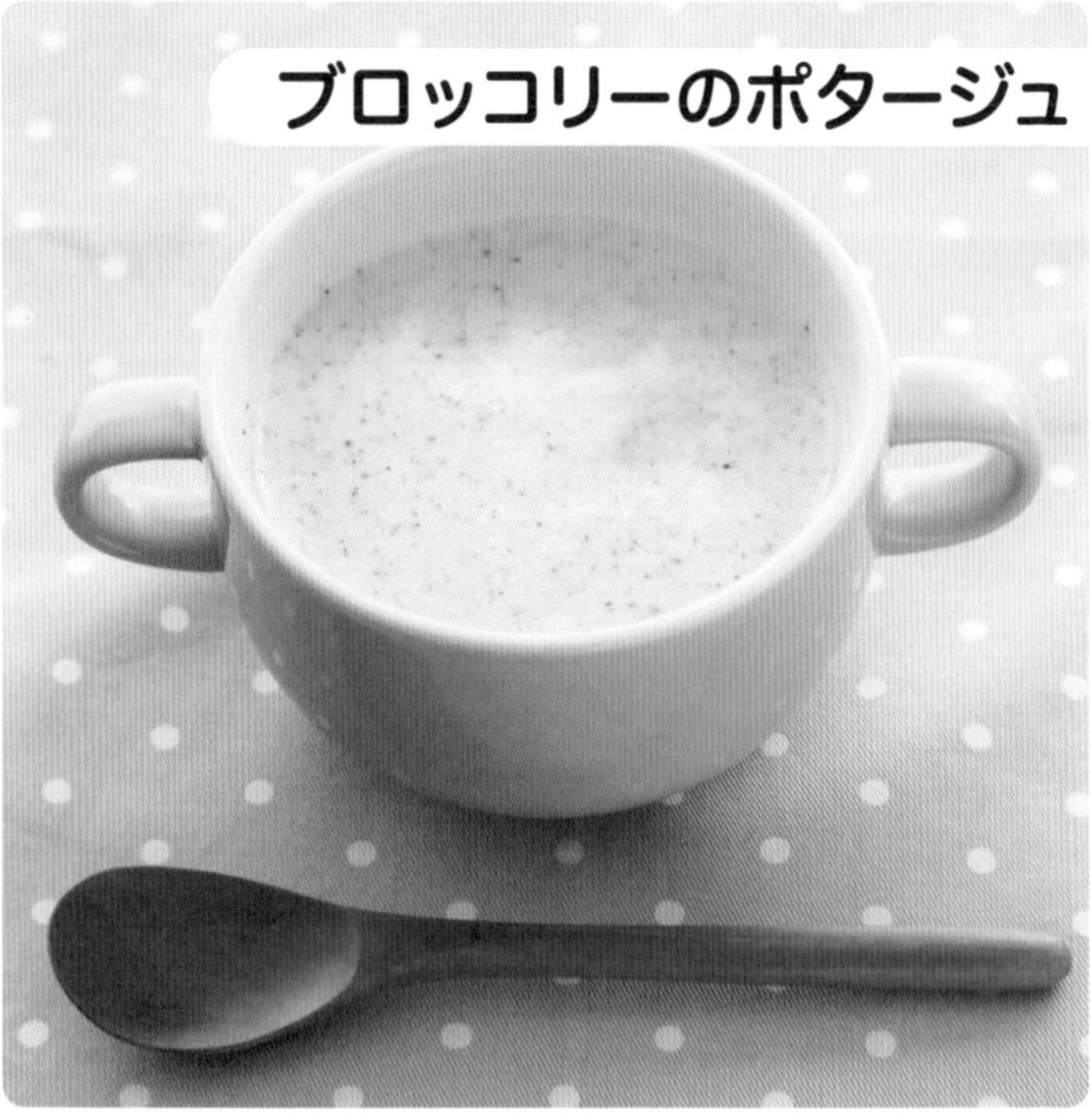

材料
2人分

玉ネギ……¼個
ブロッコリー……½株（120g）
水……300ml
豆乳……150ml
コンソメスープの素……小さじ½
塩……小さじ¼

［作り方］

❶玉ネギは薄切りにして、鍋に水と一緒に入れて火にかける。
沸騰したら、蓋をして5分弱火で煮る。
小房に分けたブロッコリーを入れてさらに10分煮る。
❷火を止めて粗熱をとり、ミキサーへ移す。豆乳を加えなめらかになるまで攪拌する。
❸鍋に戻し、ひと煮立ちさせて、コンソメスープの素、塩で味をととのえる。

オムレツは朝食にしたり、お弁当に入れるにも便利。
野菜は冷蔵庫の残り物でもOK。
粉チーズが風味を豊かにしてくれます。

野菜たっぷりオムレツ

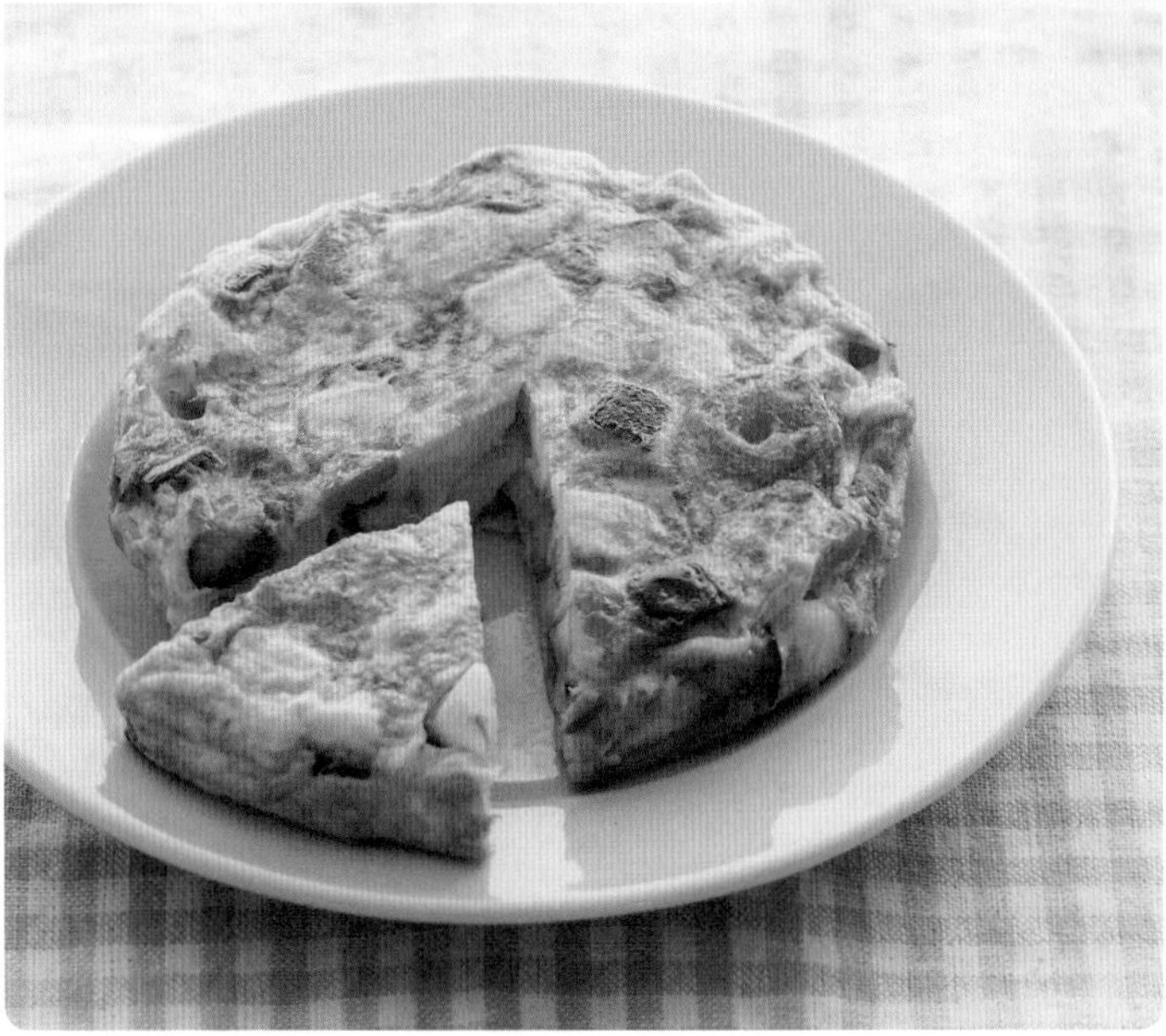

材料
2人分

玉ネギ……¼個	卵……3個
赤パプリカ……¼個	粉チーズ……大さじ1
ズッキーニ……¼本	塩……小さじ¼
ナス……½本	オリーブ油……適量

［作り方］

❶野菜は1.5cm角に切る。

❷小さめのフライパンにオリーブ油を熱し、野菜がしんなりするまで炒める。

❸ボウルに卵をときほぐし、粉チーズと塩を混ぜて②に流し入れる。半熟になるまで混ぜ合わせて形をととのえ、蓋をして中火で火を通す。ひっくり返して両面焼く。

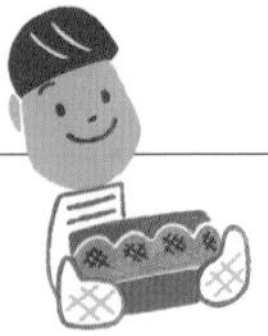

あさりのうま味とあおさの風味はごはんにぴったり。
海藻は３食のうち１食でもとり入れるように工夫します。
あさりの殻から身をとるのも、手先を動かす訓練になります。

あさりとあおさのみそ汁とおにぎり

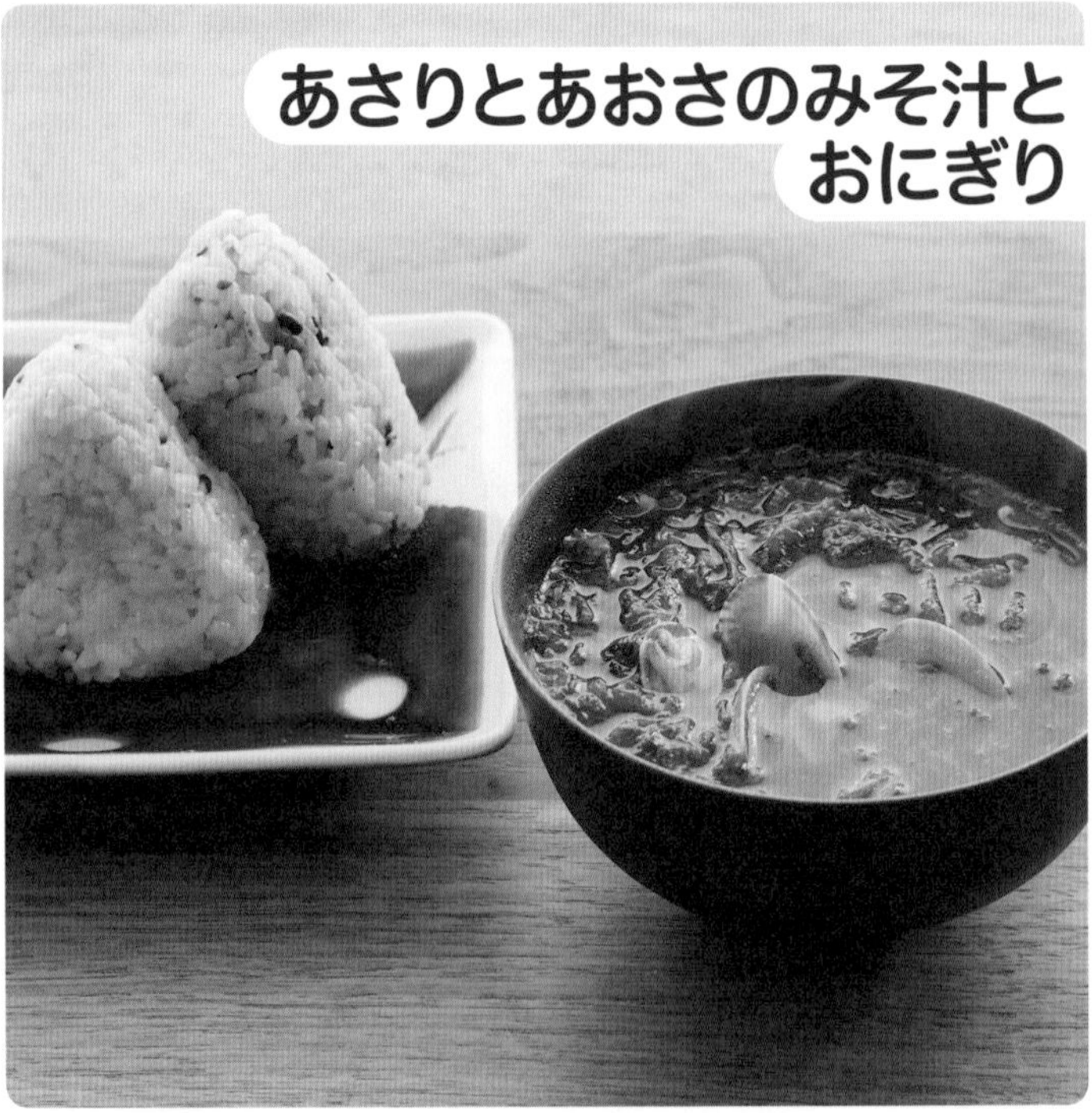

材料
2人分

あさり……12粒（100g）
だし汁……2カップ
あおさ（乾燥）……1g
みそ……大さじ1
おにぎり（小さめ）……4個

［作り方］

❶あさりは砂抜きして、こすり洗いする。
❷鍋にだし汁、あさりを入れて火にかける。
❸あさりの口が開いたら火を止めてみそをとき、あおさを加える。

豚汁はおかずにもなるのでよく作ります。
ごま油で具を炒めることで香ばしい豚汁に。
しらすの混ぜごはんでバランスよく。

しらすとごまの混ぜごはんと豚汁

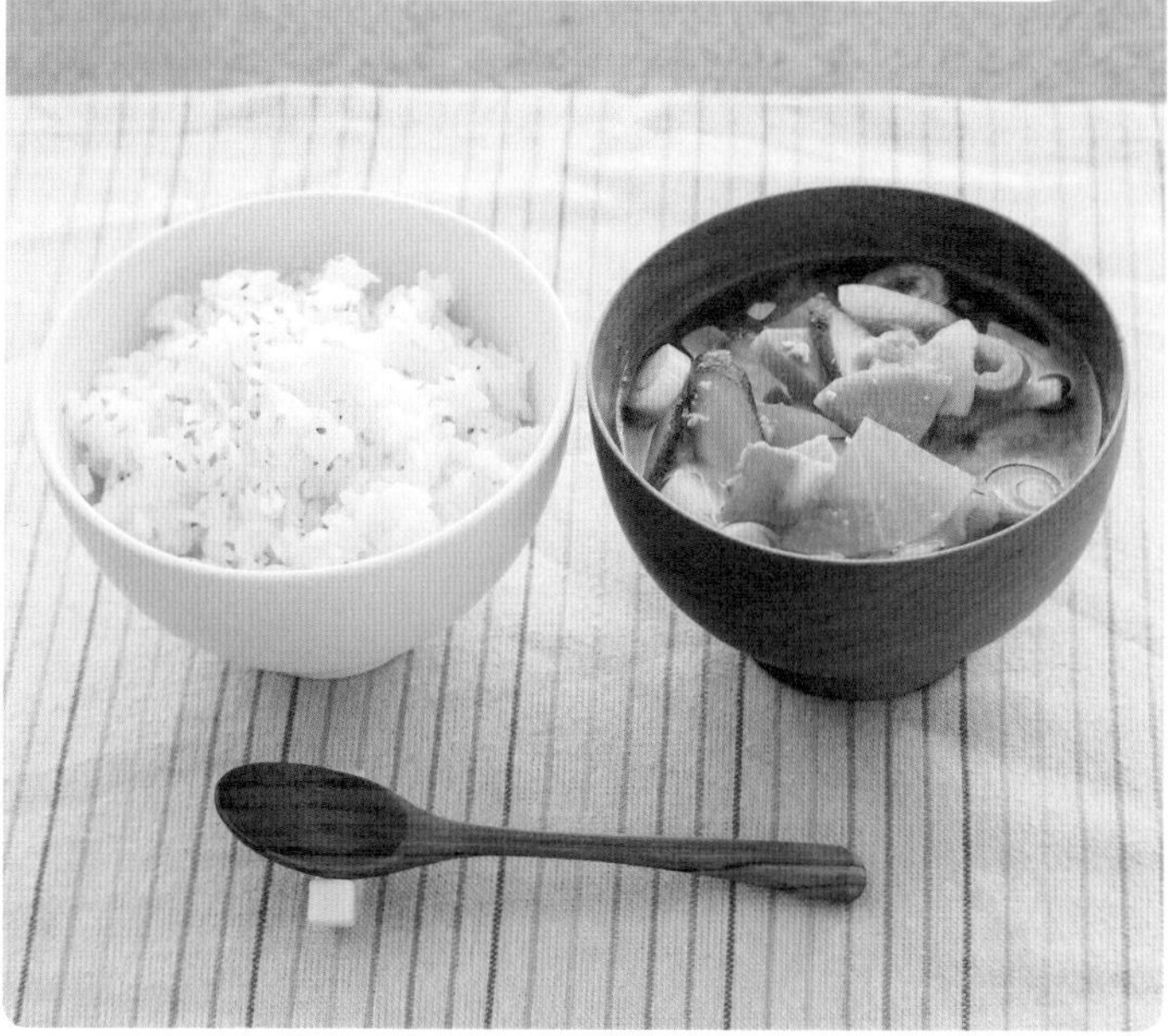

豚汁

材料 2人分

豚バラ肉……40g
ダイコン……40g
ニンジン……30g
ゴボウ……30g
長ネギ……30g
だし汁……2 カップ
みそ……大さじ 1½
ごま油……適量

［作り方］

❶豚肉は 2cm 幅に切る。
ダイコン、ニンジンはいちょう切り、ゴボウは斜め薄切り、長ネギは小口切りにする。

❷鍋にごま油を熱し、豚肉、野菜の順に炒める。だし汁を加え、蓋をして野菜に火が通るまで煮る。火を止めて、みそをとく。

しらすとごまの混ぜごはん

材料 2人分

ごはん……2 膳分
しらす……30g
ごま……小さじ 1

［作り方］

❶ごはんに、しらすとごまを混ぜる。

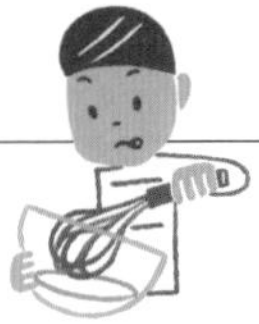

麺類は半分に折って、フォークですくいやすくします。
ねばねばたっぷりで食べやすく、
すだち汁を少し加えることで爽やかな味に。

ねばねばそうめん

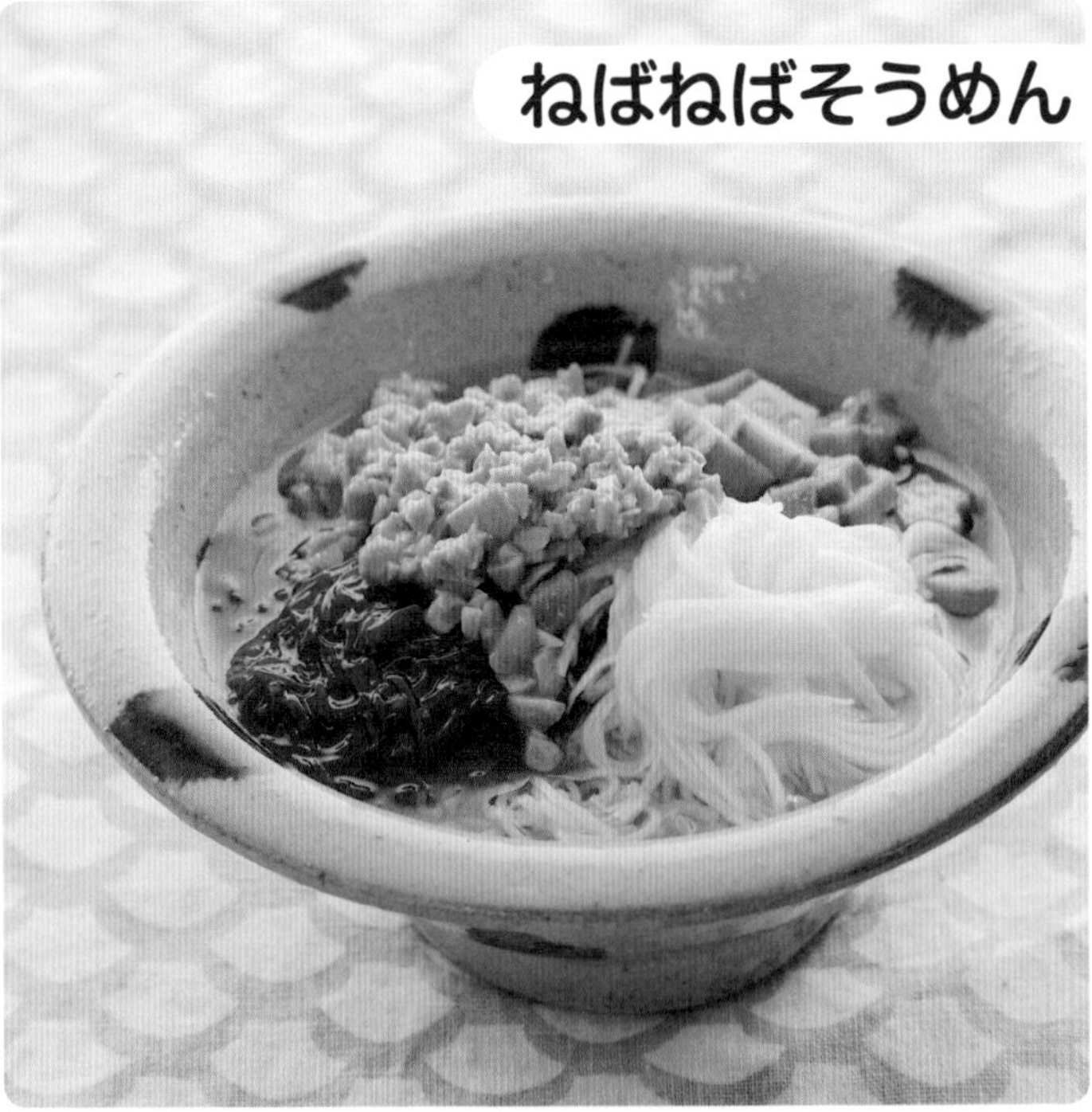

材料 2人分

- 納豆……1パック
- オクラ……4本
- 長芋……60g
- もずく……60g
- そうめん……3束
- Ⓐ
  - めんつゆ……大さじ3（3倍濃縮）
  - 水……1カップ
  - すだち汁……小さじ1

［作り方］

❶オクラは板ずりして塩茹で（分量外）し、小口切りにする。納豆は混ぜておく。長芋は千切りスライサーで千切りにする。
❷そうめんを半分に折って、たっぷりの熱湯で茹でて、水でしめる。
❸②の水気を切って、器に盛り、①ともずくを盛ってAをかける。

食べやすくするコツ

そうりは、噛む力や手の力が弱いため、
いつもいかに食べやすくするかを考えながら料理をしています。
調理のコツや、これまで試してきた中で
我が家の定番入りしたコツやツールを紹介します。

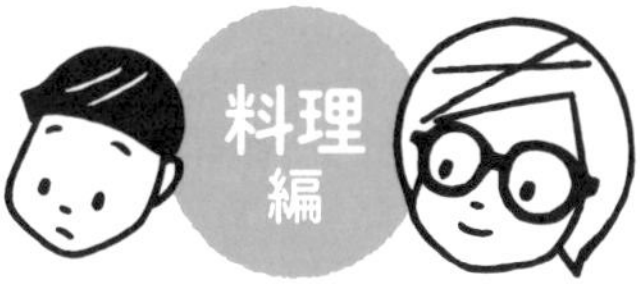

野菜は繊維を断つ

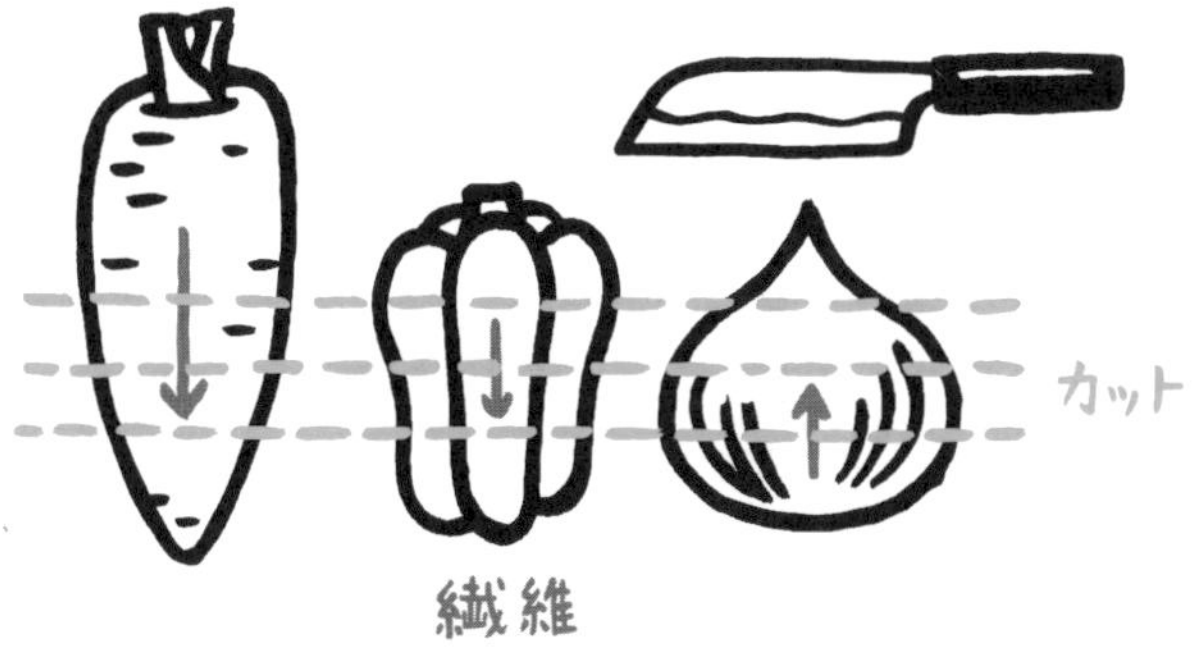

繊維は基本、ヘタから下方向に、根から上方向に走っています。ピーマン、玉ネギ、キャベツなど、太さのある野菜は、繊維の方向と垂直に包丁を入れます。アスパラは斜め薄切りにすることも。ニンジンやゴボウなど、硬い野菜は、ピーラーで薄切りにするのもおすすめです。

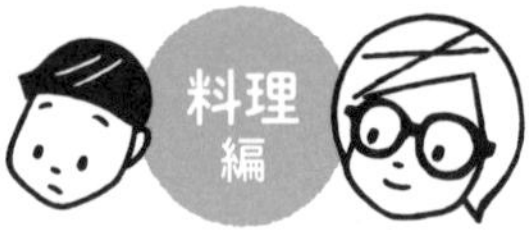

煮込みは弱火で

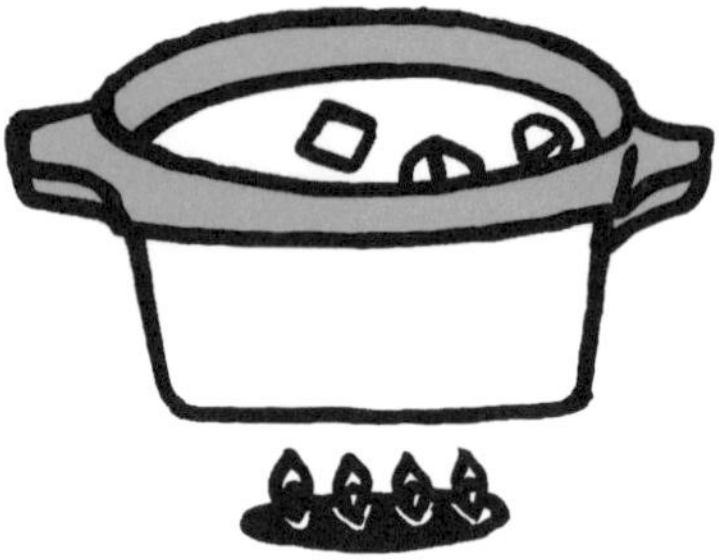

噛む力が弱いからといって、舌でつぶせるほどやわらかくはしません。やわらかいけど、噛む必要はある硬さにします。歯応えが少し残るようにするのがコツです。根菜は、長く火にかけてもトロトロにならないので、弱火でじっくり15分ぐらい。葉物や薄切り肉は、さっと色が変わるぐらいで大丈夫。

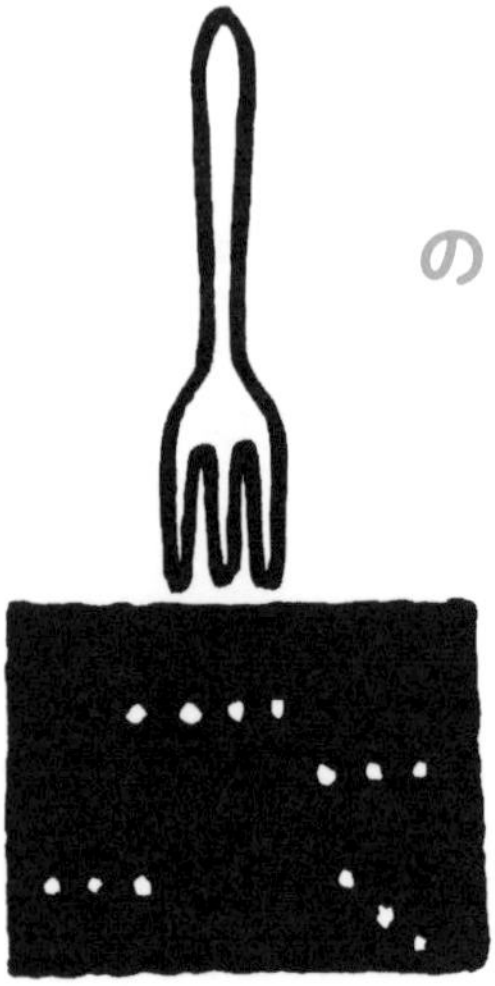

のりは切れ込みを入れる

コンビニのおにぎりののりって、家で作るおにぎりより、噛みちぎりやすい気がしませんか？　それは、のりに細かい穴を開けているからなんです。包丁の先やフォークなどで、適当に切れ込みや穴を入れると、噛みちぎりやすくなります。お寿司屋さんでも巻物は小さめにカットしてもらいます。

とろみをプラスする

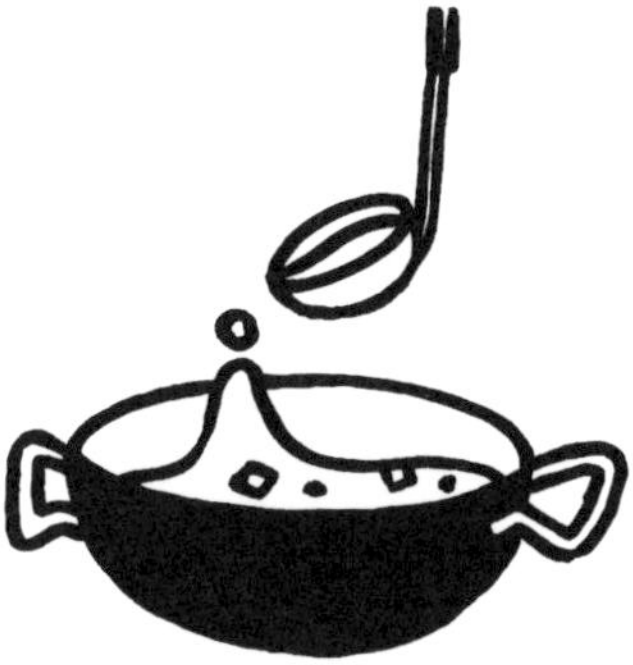

スープの仕上げに加えるのはもちろん、炒めものにもプラスできます。弱火でじっくり炒めて野菜の水分を出してあげるとうまくいきます。とろみづけに失敗しないコツは、弱火にしてから水溶き片栗粉を入れる、水と片栗粉の割合を水２：片栗粉１にする、入れたら素早く混ぜること。

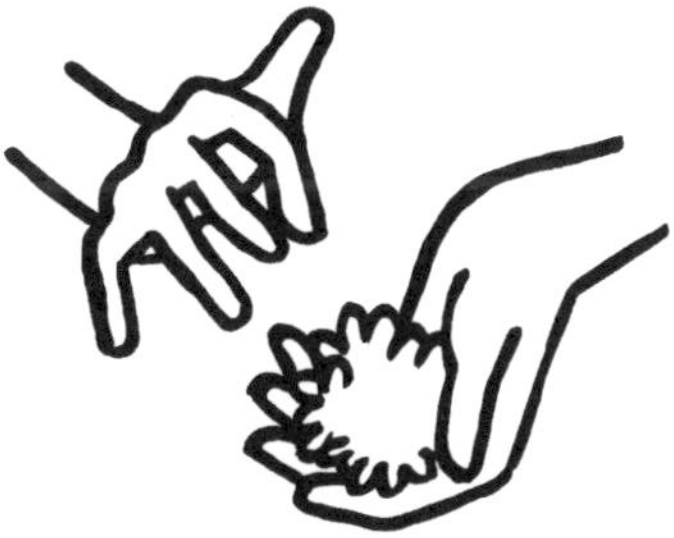

フワッと仕上げる

厚みがほしいメニューは、大きく頬張っても口の中ですぐに崩れるようにしています。おにぎりは指２〜３本だけで握る。ハンバーグやミートボールの類はパン粉を多めに入れて。卵焼きは、卵１個につき水を小さじ２くらい入れると硬くなりません。

完成形を見せてから混ぜる

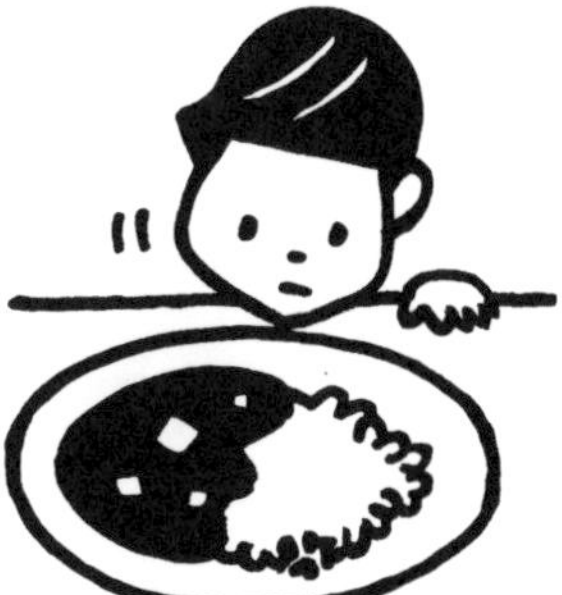

カレーや丼ものは、そうり自身で和えながら食べるのは難しいので、わたしが全体を混ぜて食べやすくしています。でも、混ぜた状態で出してしまうと、何を食べているかを伝えられません。その料理の一番美味しそうな姿、家族と同じ見た目のものを出して、食事を楽しんでもらおうと考えています。

食べやすくする うちのお役立ちツール

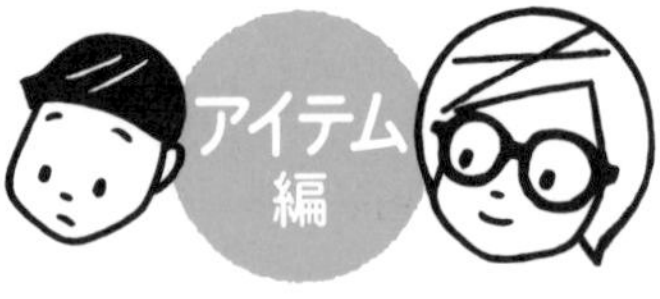

5歳ごろまでは、「おゆまるくん」という、お湯に入れて自由に形を変えられる粘土を使っていました。これはそうりの摂食の指導をしてくれていた作業療法士の先生から教わった技です。スプーンの持つところにT字のように「おゆまるくん」を巻きつけて、握りすぎないように鉛筆持ちになるようにしていました。今は、柄が樹脂コーティングされたスプーンを使っています。一般的な金属のスプーンだとすべってしまって持ちづらいです。

持ちやすいスプーン

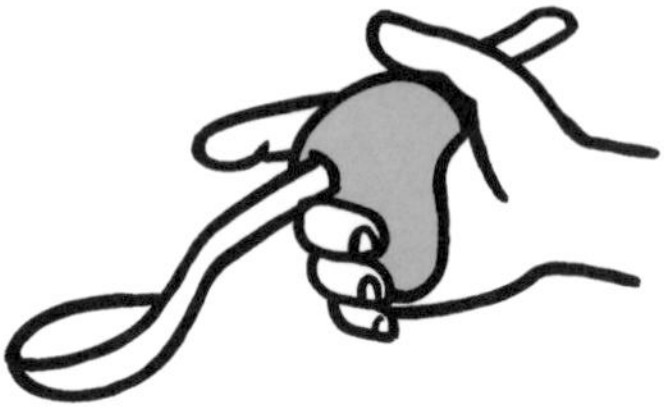

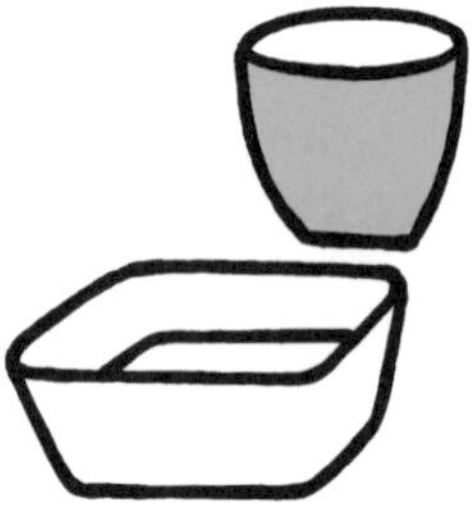

立ち上がりのある器

スプーンですくいやすいお皿にするのも、食事を楽しむ助けになります。平皿にせず、3cm～5cmの立ち上がりがあると、すくいやすいようです。

軽いおわん

重いものを持ち上げられないとこぼす確率が高いので、軽くて安定しているものを選んでいます。おわんの足の部分が小さいと倒れやすいです。木製のものがいいですね。

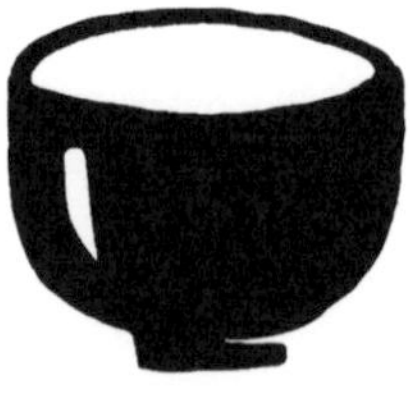

シリコン製の器

器が動いてしまうと、食べることをあきらめてしまいがちなので、食器が動きづらいようにシリコン製のマットや器をよく使っています。特に左手で支えて食べることを覚えるまでは重宝しました。シリコン製品で気になる油汚れは、お湯で洗えばスッキリ落ちます。

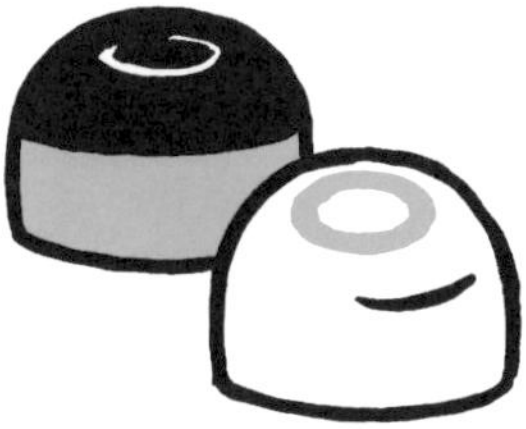

お弁当箱

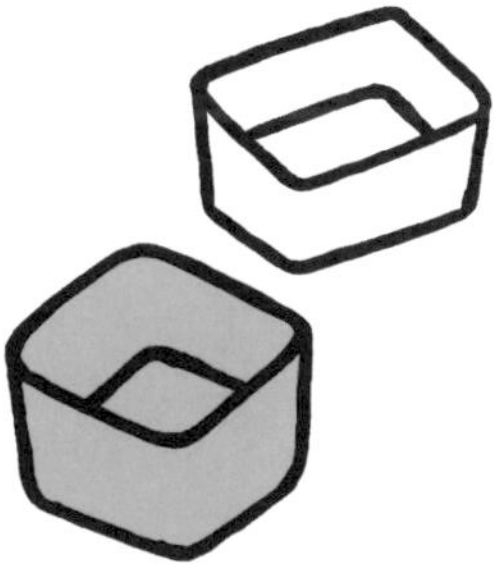

ごはんとおかずをひとつの器に詰め込むタイプの一般的なお弁当箱では、食べ進めるのが難しいのか、ほとんど手をつけずに持ち帰ってくることもありました。それが、ごはんとおかずを別の容器に入れるだけで、残さず食べられるように。小さめの保存容器を色違いでそろえておくと、見た目にも可愛いです。

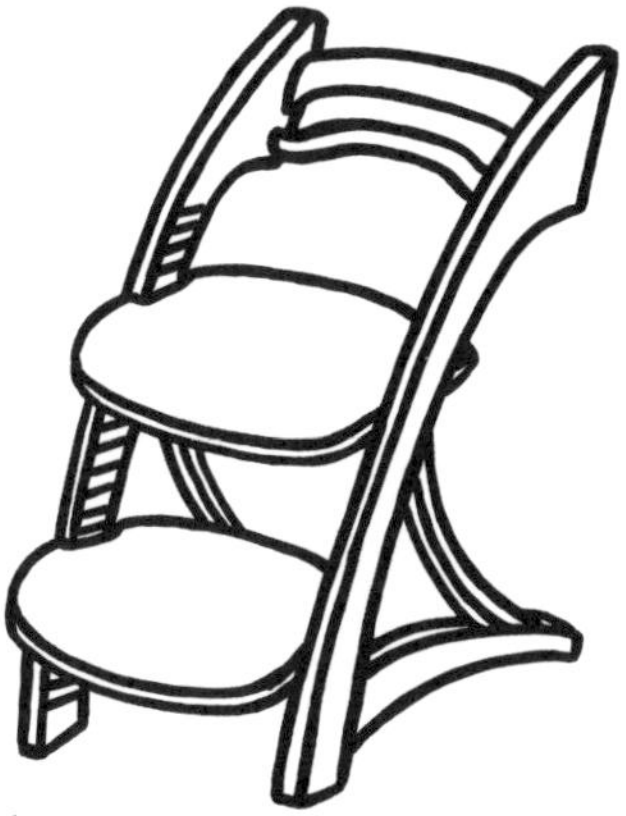

イス

イスによって食べる姿勢も変わります。成長に合わせて、ちゃんと足がつくように高さが調整できるものを選んでいます。

そうりの成長

0〜2歳

なんかおかしい？

おかしいと思ったのは、生後3、4か月ごろ
まったく首がすわる気配がない。
抱っこしても反り返ることが多かった。
おもちゃを持たせようとしても握ってこない。

何もかもが初めての育児。
ママ友ともまだまだ交流がない乳児の時期は
同じ月齢の子と比べることもなかったし、
病院からは、体がやわらかいから、
なかなかすわらないのかな？とか、
遅い子もいるからといわれていて、
あまり気にすることはなかった。

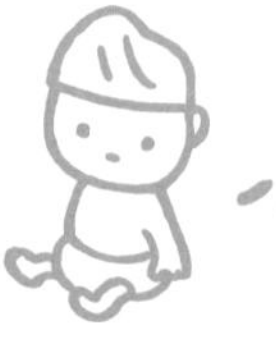

でも、やっぱりどこかおかしいと
思うようになってきた。

1歳に近づいても、ひとり座りができなくて
もちろん歩く気配なんてない。
体がやわらかく不安定。
健診で月齢が近いお友だちに会うと、その差は歴然。
その子のお母さんたちからは、大丈夫だよと励まされるけど。

本当に大丈夫かな……。

不安に襲われるのは、いつも夜中。
育児本に書いてあることとぜんぜん違う。

母と母乳とケンカ

そうりは、おっぱいも上手に飲めなかった。
だから、吸う力がいらない哺乳瓶で母乳をあげていた。
ミルクを飲ませると吐くことがあったので、
母乳にこだわった。
生後2か月、手搾りのしすぎで腱鞘炎《けんしょうえん》になる。
夜中も、2、3時間おきに起きて搾っていた。
おっぱいが張りすぎて、
痛みで目が覚めることもあった。
見かねた友人から母乳外来（桶谷式《おけたにしき》）を教えてもらう。
そうりがおっぱいを飲んでいる状態を見てもらうと、
上唇も下唇も内に
巻き込んでしまっているといわれた。

唇がタコの口のように
乳首に吸いついていないとダメらしい。
さっそく、吸い口が乳首と同じ形をしている
桶谷式の哺乳瓶で練習することになった。

「これでおっぱいを吸えるようになりますよ」
それを聞いて、ホッとした……のも束の間。
その日から、わたしとそうりの戦いが始まった。

哺乳瓶が変わったことでまったく飲めなくなった。
そもそも、吸い方がわからないそうり。
それでも頑張って吸う。吸い疲れて寝てしまう。
ただ、お腹は満足していないので、
夜中、1時間ごとに起きる。
それでもやっぱり吸えない。

そんなことを繰り返していた3日目。
大阪から手伝いに来てくれていた母が
見かねてわたしにいった。

「そうりがかわいそう」
わたしは、その言葉がとてもくやしかった。

半泣きになりながら、
わたしなりにやれることはやりたい。
まだ、始めて間もないのにあきらめたくない。
そういうと、母は
「もう一度、病院の先生に聞いたほうがいい」
といって怒って家を出ていってしまった。
そうりに吸う力をつけてあげたい！それだけなのに。
なんでくやしい気持ちにならないといけないのか。

母が出て行ったその日、すぐに病院へ行った。
マッサージを受けながら涙をこらえ、
おずおずと相談した。
すると先生はあっさり、
哺乳瓶の口の穴を少し大きくし、
吸えるようになったら、
また穴を小さくすることを教えてくれた。
先生の言葉は、
あっけなくもわたしの悩みを解消してくれた。
近くにいる家族の声はもちろん頼りになるけど、
素直な気持ちで聞けないときもある。

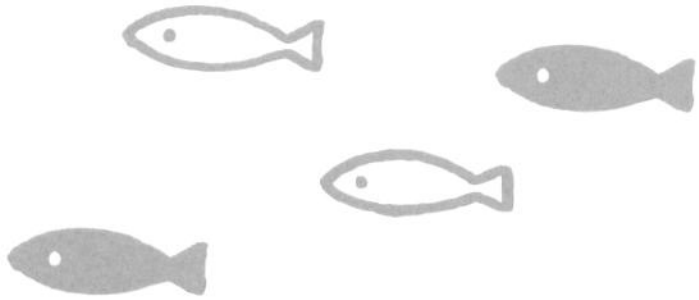

離乳食について思うこと

離乳食をあげたのは生後7か月ごろ。
このころ、ようやくちゃんと首がすわったので、
ベビーチェアの出番はなく、
バウンサーにのせる感じでなんとか格好をととのええた。
授乳のときとはうって変わって、順調だった。
口に入れたら飲み込んでくれる。好き嫌いはない。
食べた瞬間、体を少しゆらして喜んでくれる。
もっとくれとはいわなくともその気持ちが伝わる食べっぷり。
ようやくわたしの出番だと思った。
美味しいものをたくさん作って、そうりに食べてもらいたい！
そう強く思った。でも、離乳食が進むにつれて、
また「なんか違う」感じがしてきた。

食べたいけど、食べられない、口が開かない。
体がついてこない感じ。
1歳を過ぎたころから
スプーンを持たせてみたけどまったく握らない。
何度も買い替え、夫が木を手彫りして作ってもみたけど、
どれも上手くいかず。
噛みちぎる練習をしようにも、パンを手に持たない。
テーブルや床が汚れるぐらい食べてくれると思っていたから
食事用のエプロンもいろいろ買ったのに、
自分で食べる気配がないから、
口の周り以外は汚れることもない。
食材を別々で食べさせたいけど、混ぜないと食べづらそう。
混ぜると何を食べているかわからなくなる。
それは料理のプロとしては、悲しいことなんだけど、
一番大事なのは、ちゃんと食べてくれることだから。

みんなとどこが違うの？

1歳半から保育園に行って、
ようやくみんなと違うことが具体的にわかってきた。
送り迎えですれ違った、同じクラスの子の動き、
先生がほかの子の親に話している、今日の様子、
教室に張り出されている絵の中に1枚だけ、
か弱く描かれたいびつな線。
ひとりだけベビーカーに乗っているお散歩の写真。
そんなことから「やっぱり違うな」の答え合わせをする毎日。

入園してまもなくの発表会のときだった。
同じ年齢の子は木琴を叩いて音楽を楽しんでいた。
そうりは、先生の手を借りて、その場に立つことが精一杯。

このころには、そうりが生まれた病院ですでに
療育のアドバイスは受けていたけれど、
このままでいいのかよくわからないでいた。
誰かに相談したくて、ある日園長先生に話しかけた。

療育を始めたのは遅くはなかったのか、など思っていたけど、
園長先生の「今でいい」という言葉がとても心強かった。
療育については、
早く始めたほうがいいといろんな記事で見かけるが、
タイミングはよくわからない。
その子に合った年齢もあるのかなとも思ったし、
不安に感じた今がいいのだと思えた。
この園は2歳までの保育ルームなので、卒園のときに
「次の保育園でもどんどん聞くのよ。聞きづらかったら
わたしがいってあげるから」と背中を押してくれた。

Part 2

うちのおやつ、お弁当レシピ

学校や保育園に持っていくお弁当は
「自分で食べられる」メニュー・盛り付けで考えています。
おやつは、シンプルな材料で作るので、
お子さんにも安心です。

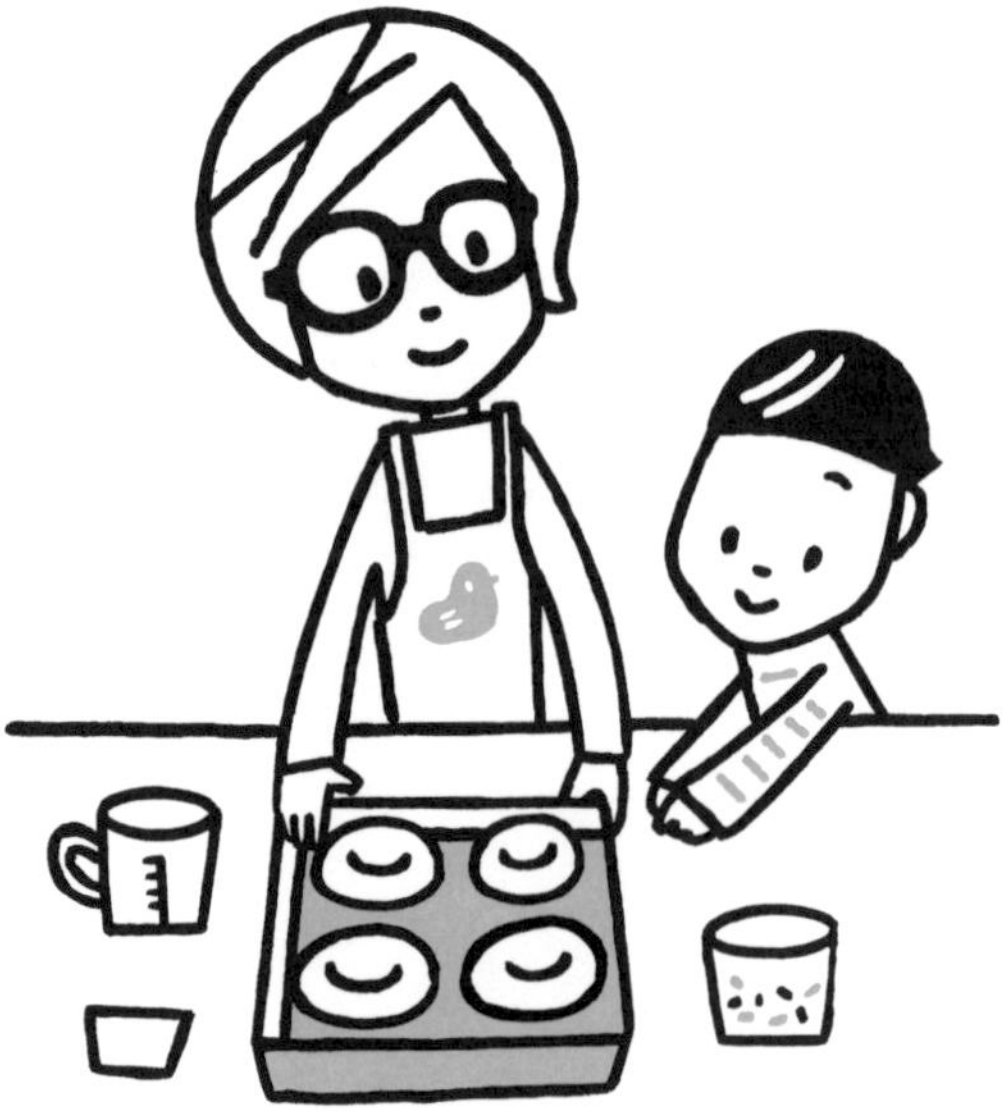

丸めたポテトを天板にのせたり、
卵をぬってもらったりと、お手伝いしてもらいます。

まんまるスイートポテト

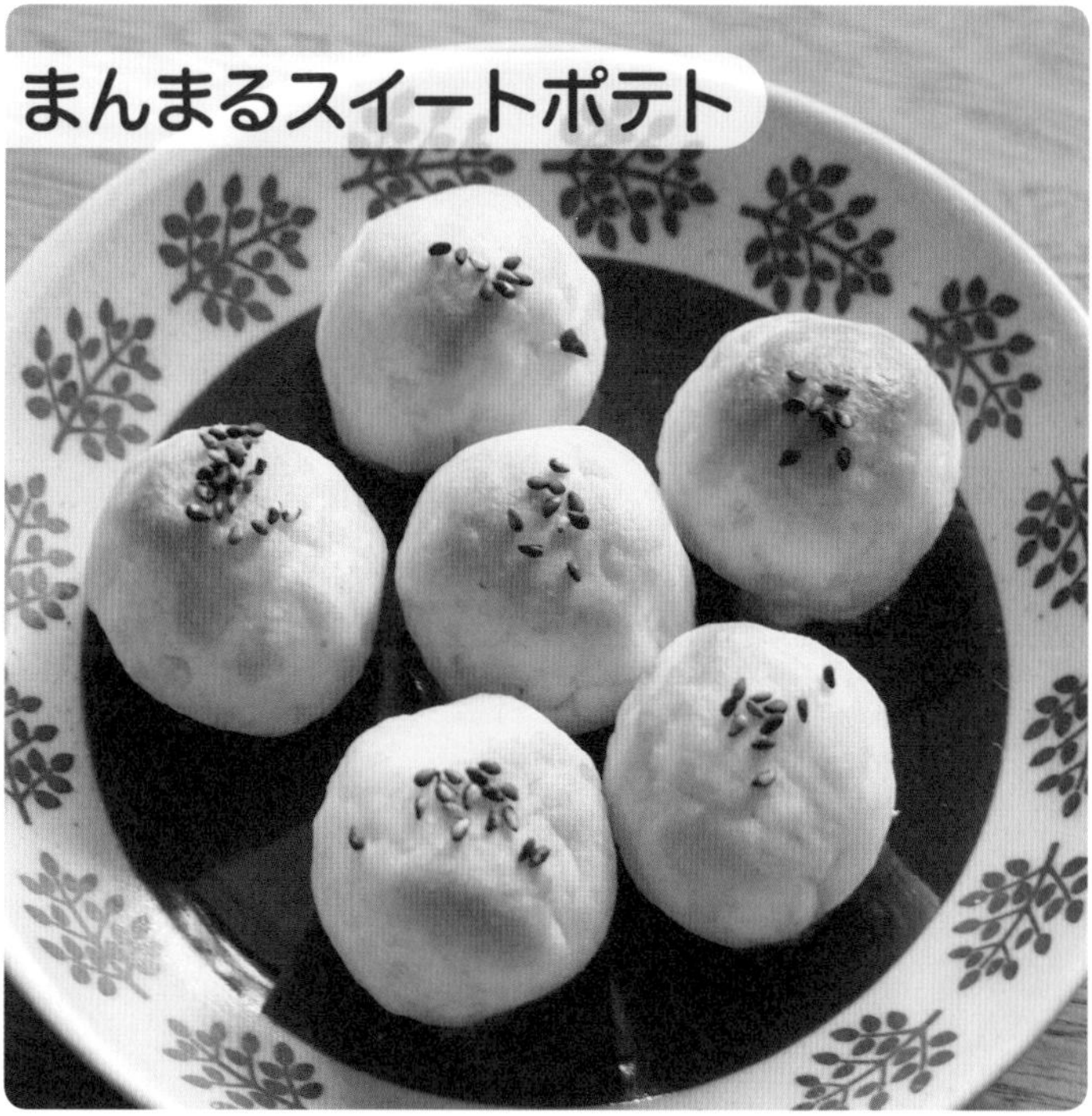

材料 2人分

さつまいも……200g
バター……20g
砂糖……40g
牛乳……大さじ1
卵黄……½個
Ⓐ［卵黄……½個
　 水……大さじ1
黒ごま……少々

［作り方］

❶さつまいもは皮をむいて2cm厚さに切る。
さっと水にさらして、耐熱ボウルに入れ、ラップをしてレンジで4分加熱する。
全体を混ぜ、再度ラップをして3分30秒加熱する。

❷熱いうちにマッシャーやフォークでなめらかになるまでつぶし、バター、砂糖を混ぜる。牛乳、卵黄も混ぜてひとくち大に約10個丸める。トースターの天板にのせて、混ぜたAを表面にぬり、黒ごまをふってトースターで焼き色がつくまで焼く。

そうりは、かじることが苦手なので、
クッキーは硬いものよりサクサクのものを。
アーモンドプードルを加えることで軽い口当たりに。

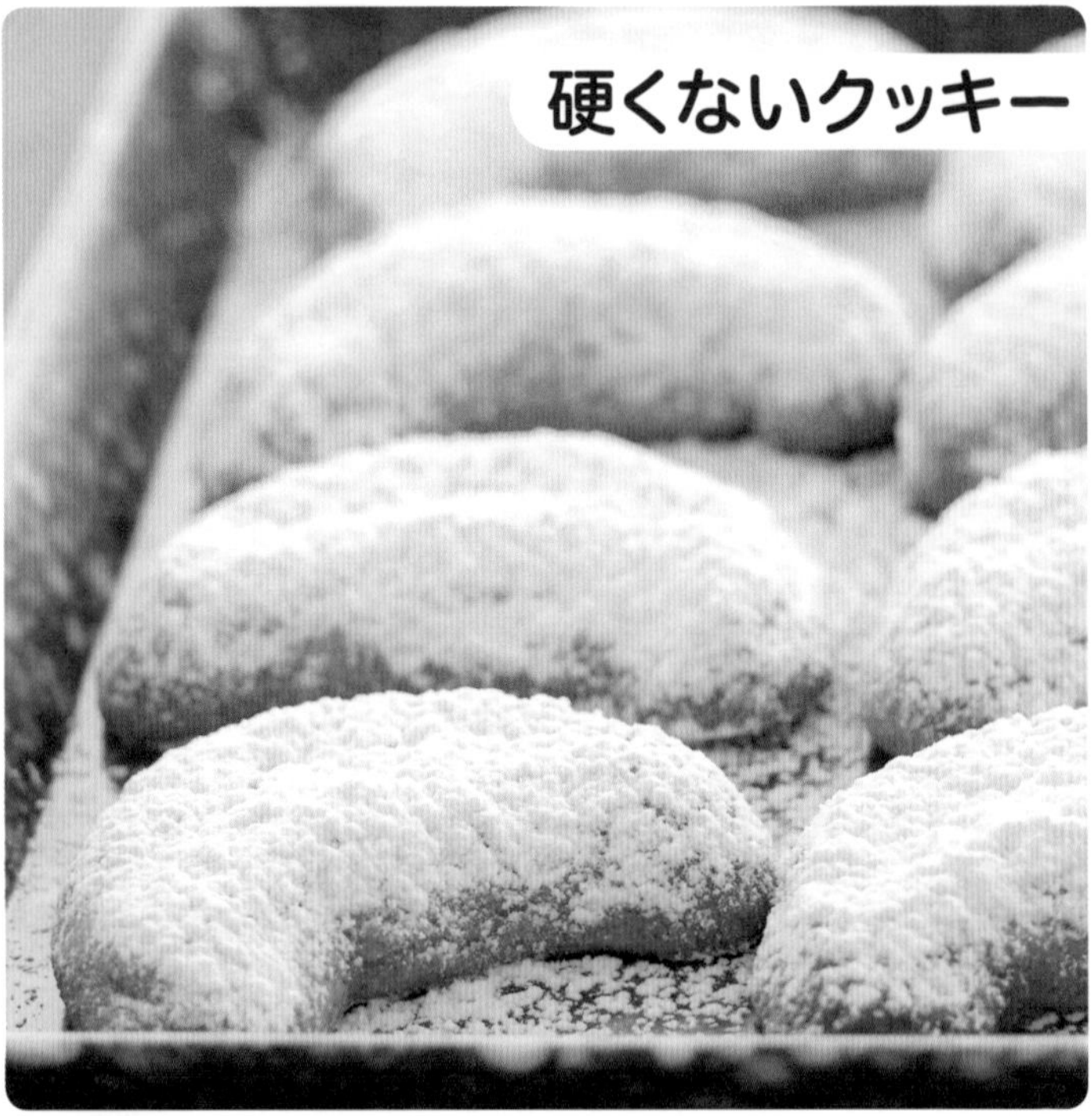

硬くないクッキー

材料 10個分

バター（食塩不使用）……50g
砂糖……30g
アーモンドプードル……60g
薄力粉……40g
粉糖……20g（仕上げ用）

［作り方］

❶天板にオーブンペーパーをひいておく。

❷ビニール袋にバターと砂糖を入れてよくもむ。砂糖がバターに馴染んだら、
アーモンドプードルと薄力粉を混ぜ合わせてザルでふるい入れる。
よくもみ、ひとまとまりになったら冷蔵庫で30分冷やす。
10等分にして平らな月型にする。

❸天板に②を並べて160度のオーブンで約18分焼く。粗熱がとれたら粉糖をまぶす。

フルーツをあまり食べなくても、つるんとしたゼリーは
よく食べてくれます。保育園や学校などでも
食べる機会が多いので、練習の意味も込めて。

グレープフルーツゼリー

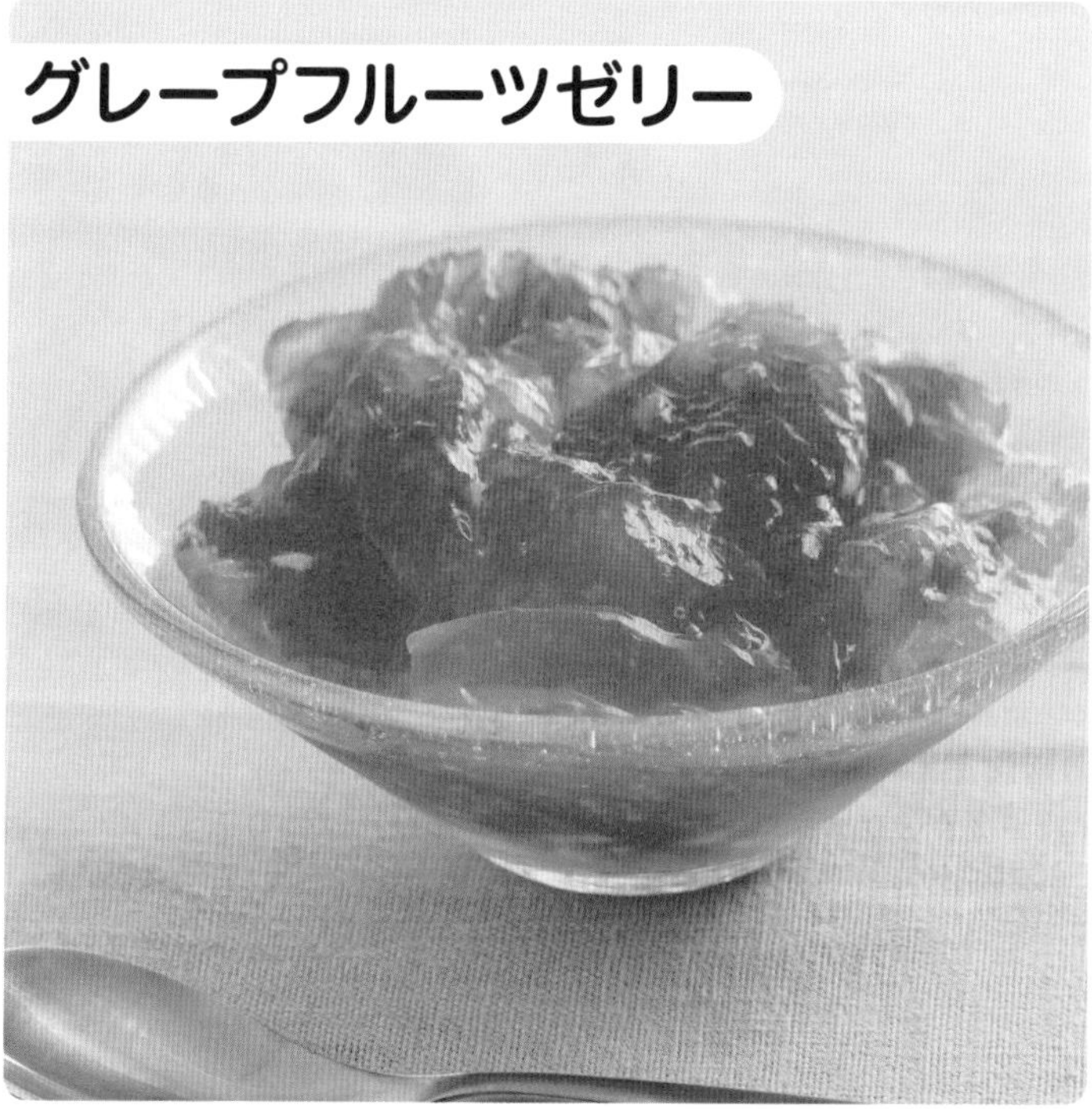

材料 2人分

グレープフルーツ……1個
はちみつ……大さじ1

Ⓐ 粉ゼラチン……2g
　 水……大さじ2

［作り方］

❶Aを混ぜてゼラチンをふやかす。グレープフルーツは皮をむいて、半分は房ごとに切り分け、残り半分は果汁を搾って水（分量外）と足して100mlにする。
❷果汁と水を合わせたものを鍋に入れて加熱しひと煮立ちしたら火を止めてはちみつを溶かす。
❸粗熱をとり、果肉を混ぜて冷蔵庫で約2時間冷やし固める。
❹固まったらスプーンですくいとり、器に盛る。

蒸し焼きにしてじっくり加熱したやわらかめのプリン。
全卵と牛乳、砂糖で作るので
素朴な味でさっぱりしています。

カスタードプリン

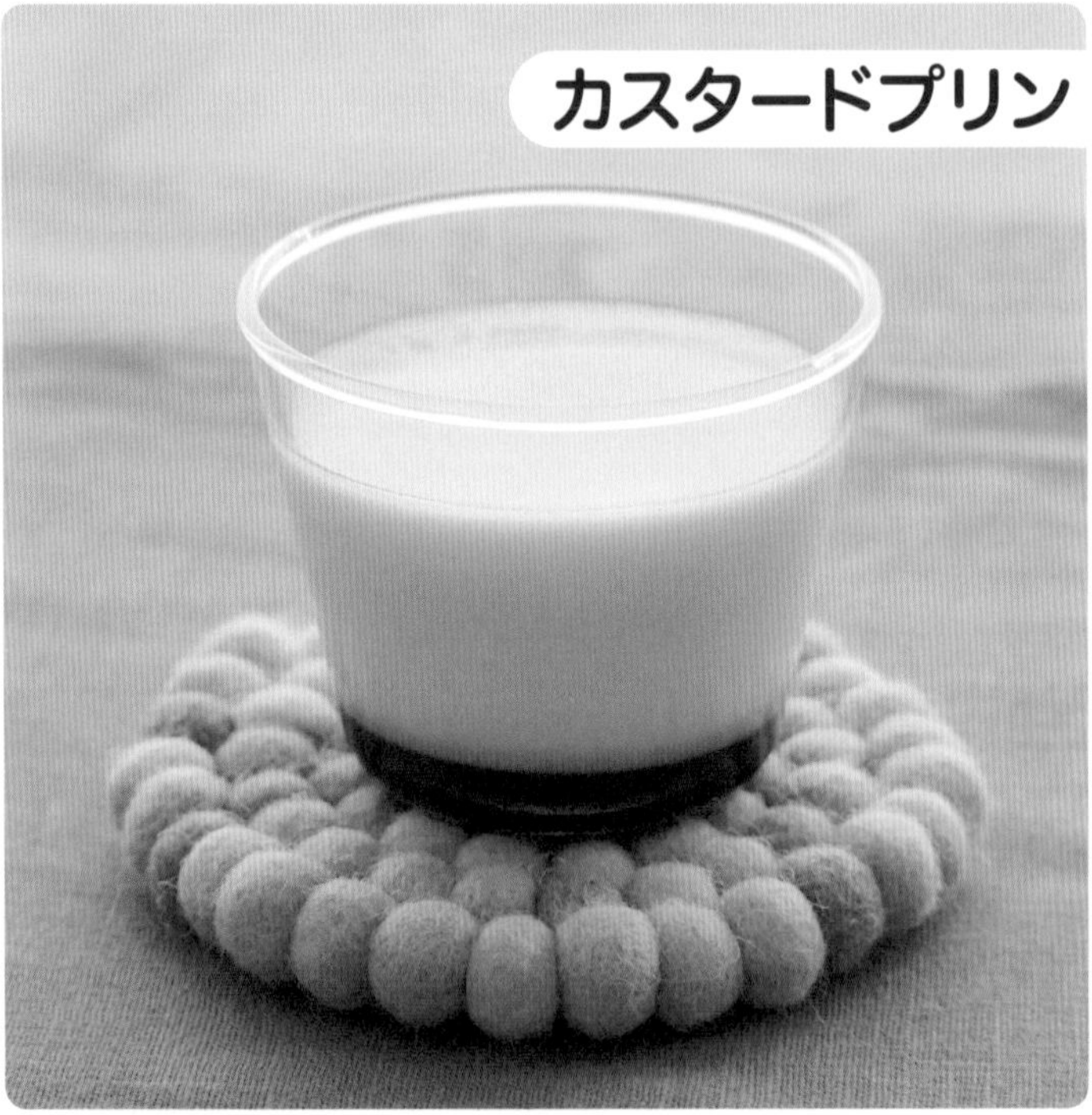

材料 プリン型2個分

卵……1個	牛乳……120ml	砂糖……30g
砂糖……20g	バニラエッセンス……数滴	水……大さじ1
		熱湯……大さじ1

［作り方］

❶鍋にAの砂糖と水を入れて、中火にかける。
焦げ茶色になったら熱湯を入れて火を止め、プリン型に流し入れる。

❷オーブンを160度に予熱する。

❸ボウルに卵をときほぐし、砂糖を混ぜる。牛乳、バニラエッセンスを混ぜ、ザルでこし、①に等分に入れる。表面に泡がある場合はとり除く。

❹天板にプリン型を並べて、容器の高さの1/3ぐらいまで熱湯をはり、アルミホイルをかけてオーブンで約40分焼く。粗熱をとり、冷蔵庫で冷やす。

シリアルをのせて焼き上げるので、
サクサクの食感とチョコレートのしっとりとした生地が◎。
バレンタインのときによく作ります。

シリアルのせブラウニー

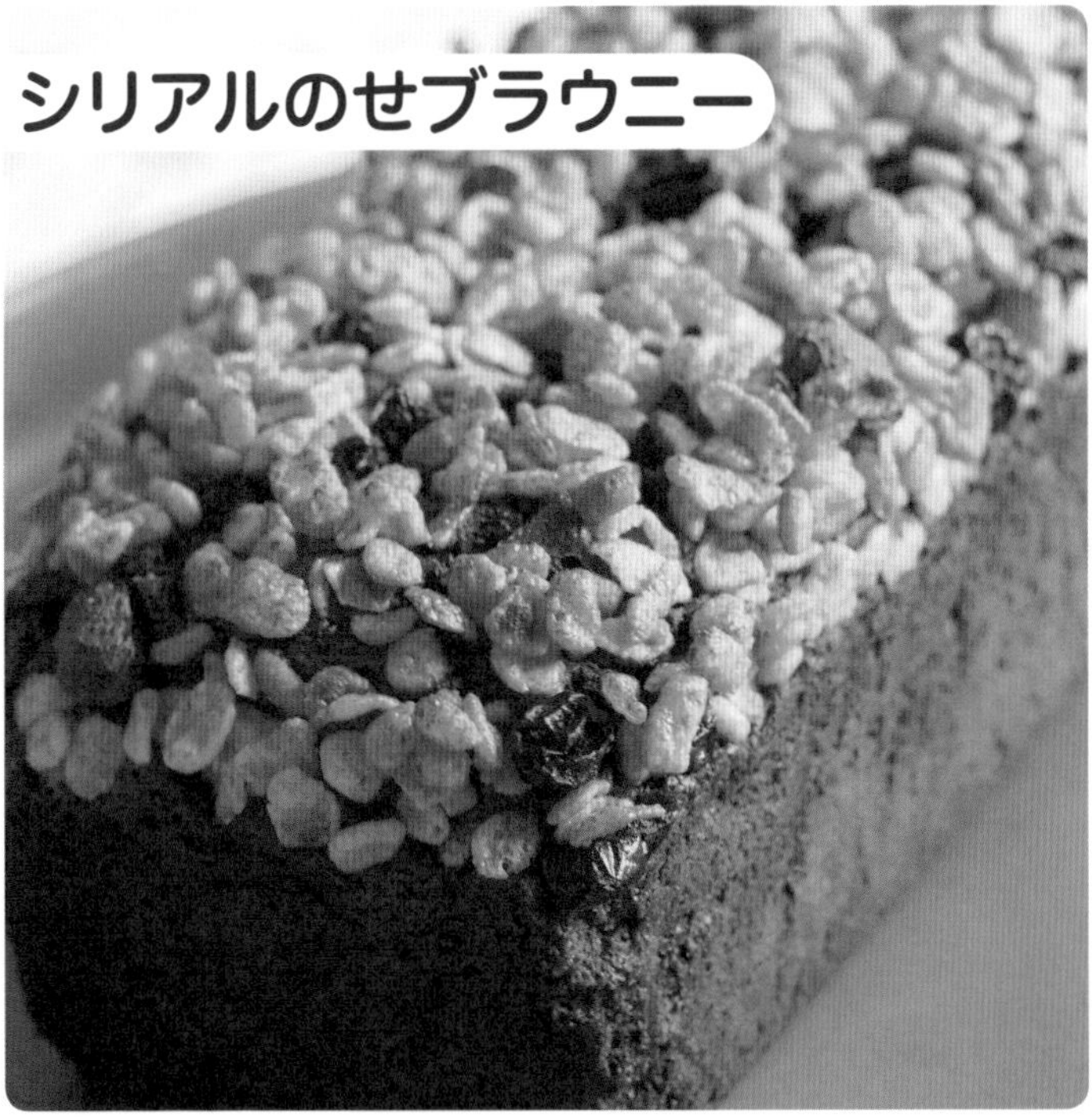

材料
18㎝パウンド型

チョコレート……150g
バター（食塩不使用）……100g
砂糖……80g
卵……2個
アーモンドパウダー……30g

Ⓐ
- 薄力粉……40g
- ココアパウダー……10g
- ベーキングパウダー……小さじ½

シリアル……30g

［作り方］

❶オーブンは170度に予熱する。パウンド型にクッキングシートを敷く。
❷ボウルにバターとチョコレートを入れて湯煎で溶かす。
❸別のボウルに卵と砂糖を入れてよくかき混ぜる。
②を半量ずつ入れて混ぜ合わせる。アーモンドパウダーを加えてさらに混ぜる。
❹Aを混ぜ合わせてザルで濾す。③に入れてゴムベラでさっくりと混ぜる。
❺型に流し入れて、シリアルを上にかける。オーブンで約40分焼く。

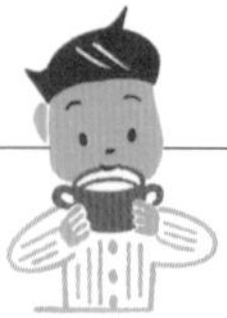

かじる練習にもなるスティック。
やさしいあんこの甘味があとをひく美味しさ。

スティックパイ

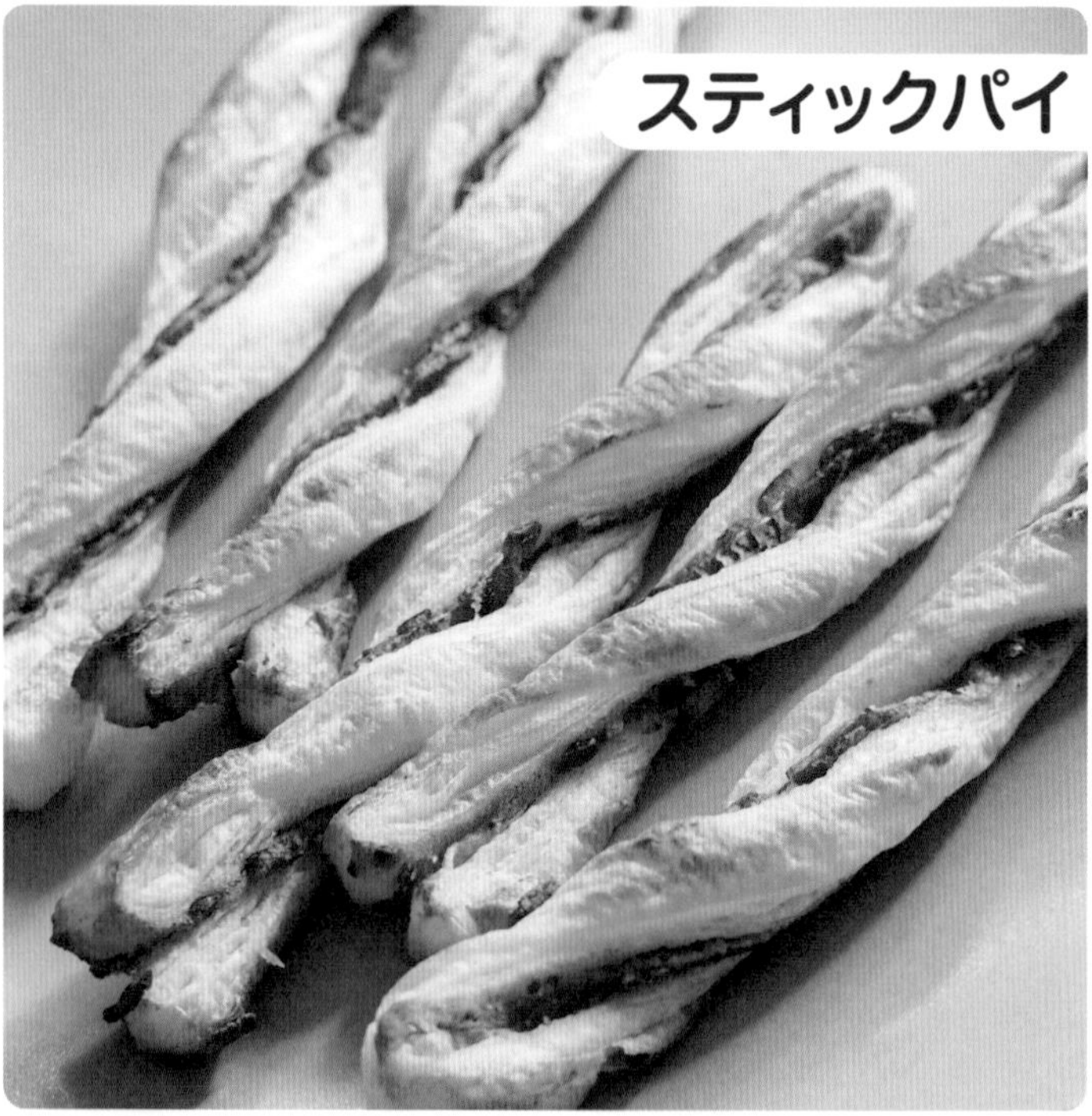

材料 12本分

パイシート……1枚（100g）
つぶあん（市販のもの）……50g
Ⓐ［卵黄……小さじ2
　 水……小さじ2
薄力粉……適量

［作り方］

❶パイシートに薄力粉で打ち粉をして、縦長に倍になるよう伸ばし、冷蔵庫で20分冷やす。パイシートの伸ばした半分につぶあんをぬる。

❷つぶあんが隠れるように半分に折りたたみ、幅1cmのスティック状に切る。パイ生地がやわらかくなったら、冷蔵庫で冷やす。

❸少しねじってらせん状にし、混ぜたAを表面にぬる。天板に並べてトースターで約7分焼く。

手に持って食べることも大変なときがあったけど、
好きなおやつなら手に持って食べてくれる。
ドーナッツの形は持ちやすいので、練習にもなります。

きな粉ドーナッツ

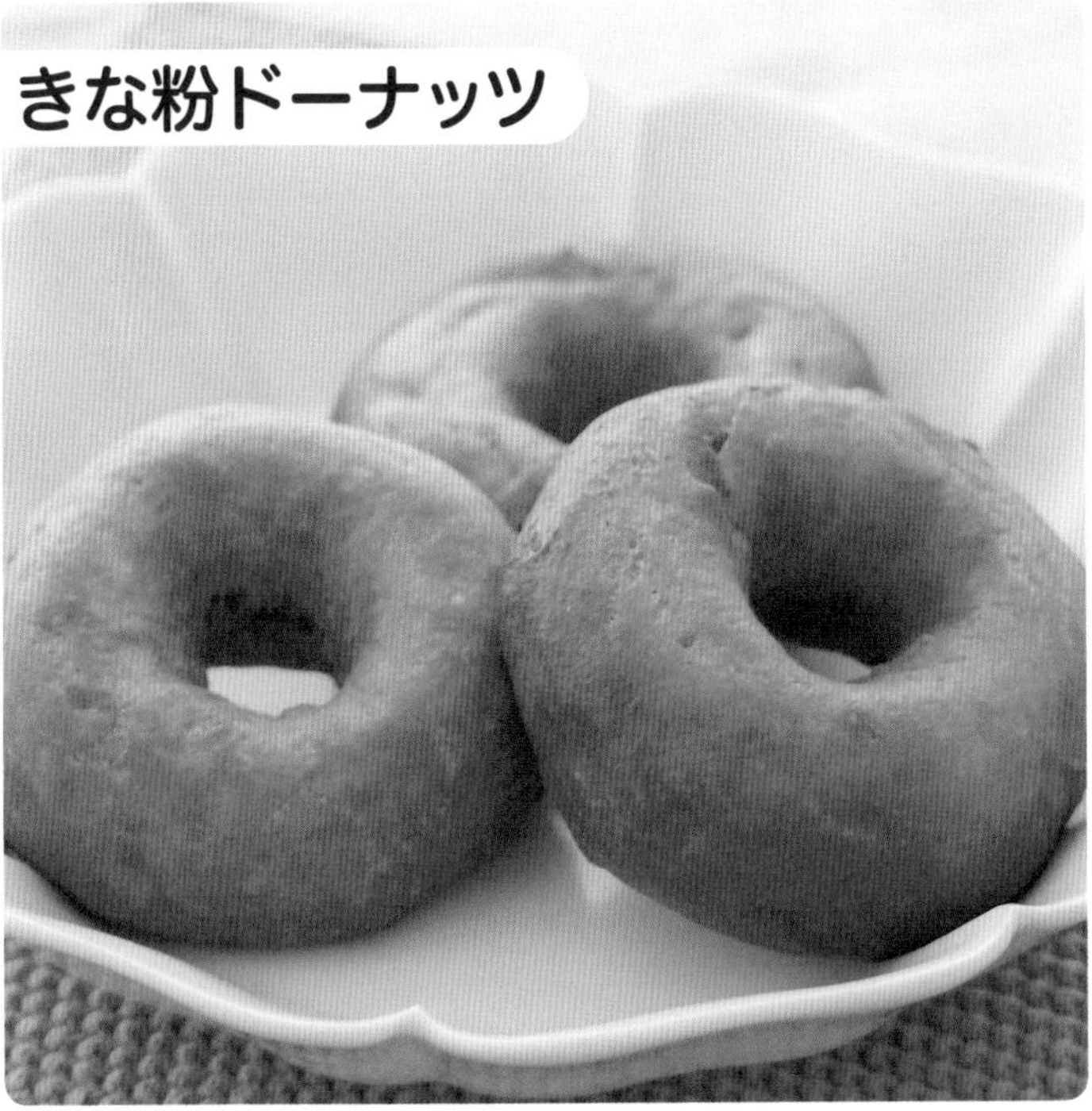

材料 6個分

ホットケーキミックス……100g
絹豆腐……120g
砂糖……大さじ1
きな粉……30g
揚げ油……適量

［作り方］

❶揚げ油を170度に予熱する。
❷豆腐の水気をさっと切って、ホイッパーでなめらかにする。
砂糖、ホットケーキミックス、きな粉を加えて混ぜる。
❸ひとまとまりになったら、6等分にする。丸くして中央に穴を開けドーナッツ型にしたら、油で揚げる。

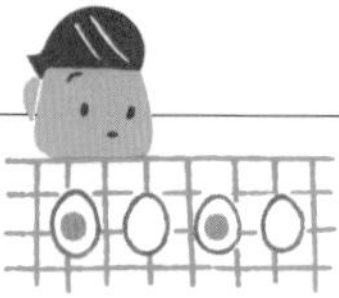

そば粉を入れることで、弾力を少し抑えます。
団子の形も少し平らで小さめに。

少し小さめな 白玉冷やしぜんざい

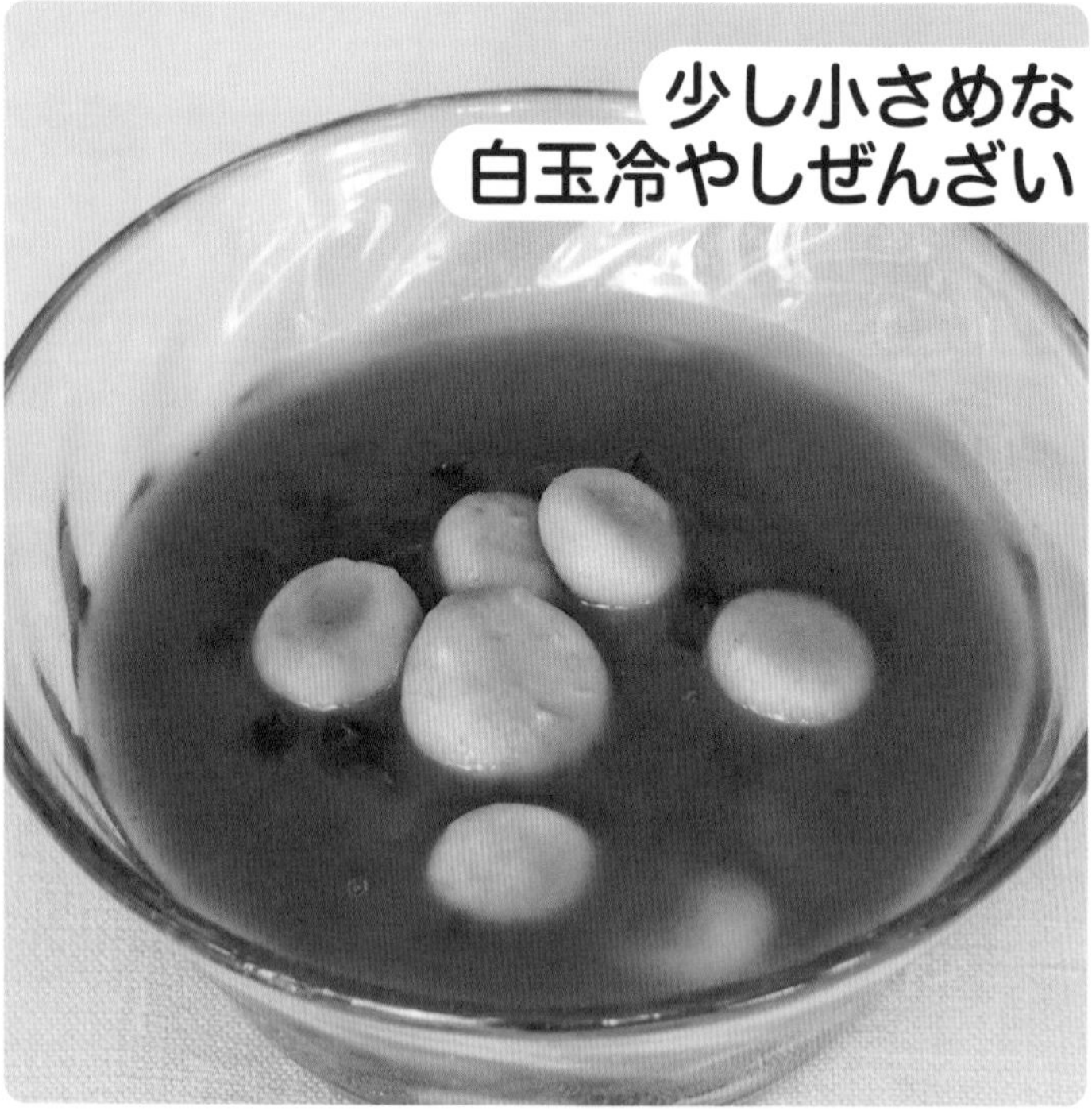

材料 2人分

白玉粉……15g
そば粉……30g
水……40ml
つぶあん（市販のもの）……200g
水……180ml

［作り方］

❶鍋につぶあんと水 180ml を入れる。混ぜてひと煮立ちしたら、火を止めて粗熱をとり、冷蔵庫で冷やす。
❷ボウルに白玉粉、そば粉を入れて水 40ml を少しずつ入れて混ぜる。耳たぶぐらいの硬さになったら、直径 2cm ぐらいに丸め中央をくぼませる。熱湯で茹でて白玉が浮き上がってきたらさらに 2 分茹で、冷水にとる。
❸器に白玉を盛り、①をかける。

つぶしたいちごに生クリームを混ぜて
口どけのよいムースに。
レモン汁を少し加えて甘すぎず、さっぱりと。

いちごムース

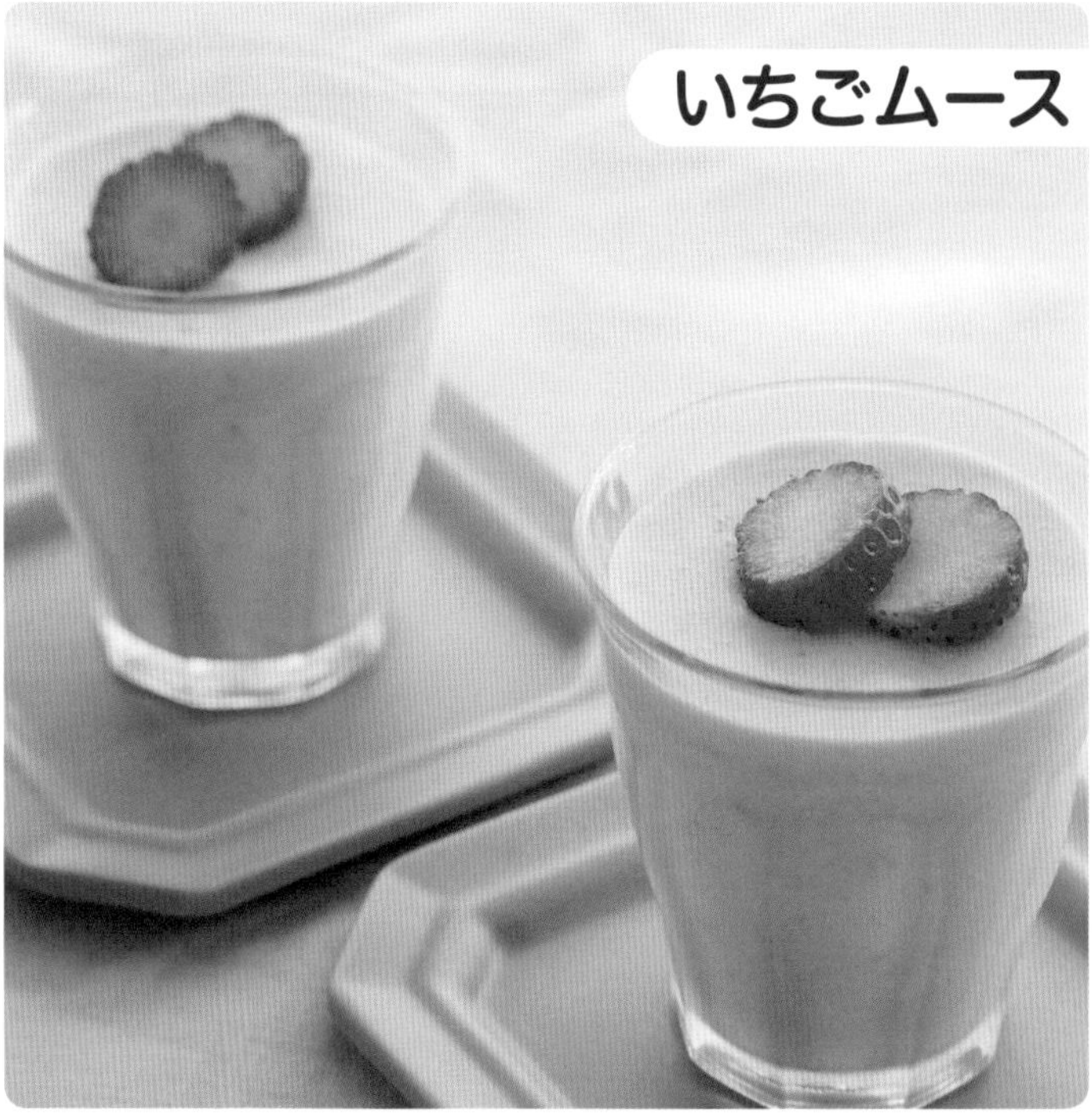

材料 2人分

- いちご……100g
- 粉ゼラチン……1.5g
- 水……小さじ 2
- 砂糖……25g
- レモン汁……小さじ ½
- 生クリーム……50ml

［**作り方**］
❶ゼラチンは水でふやかす。
❷いちごはヘタをとり、飾り用に１個残しミキサーにかけてピューレ状にする。
砂糖を混ぜて、レンジで１分加熱して、熱いうちに①を加えて溶かす。
氷水にあてて冷やし、レモン汁を加える。
❸生クリームは８分立てにして、②と合わせる。
器に入れて冷蔵庫で２時間冷やし固める。
❹残しておいたいちごを輪切りにし、飾りつける。

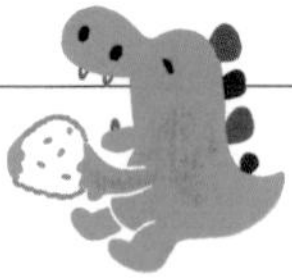

牛乳を使わず糀《こうじ》甘酒を使ったクレープ生地。
ほんのり甘く、しっとりとした生地で食べやすく。

まきまきココアクレープ

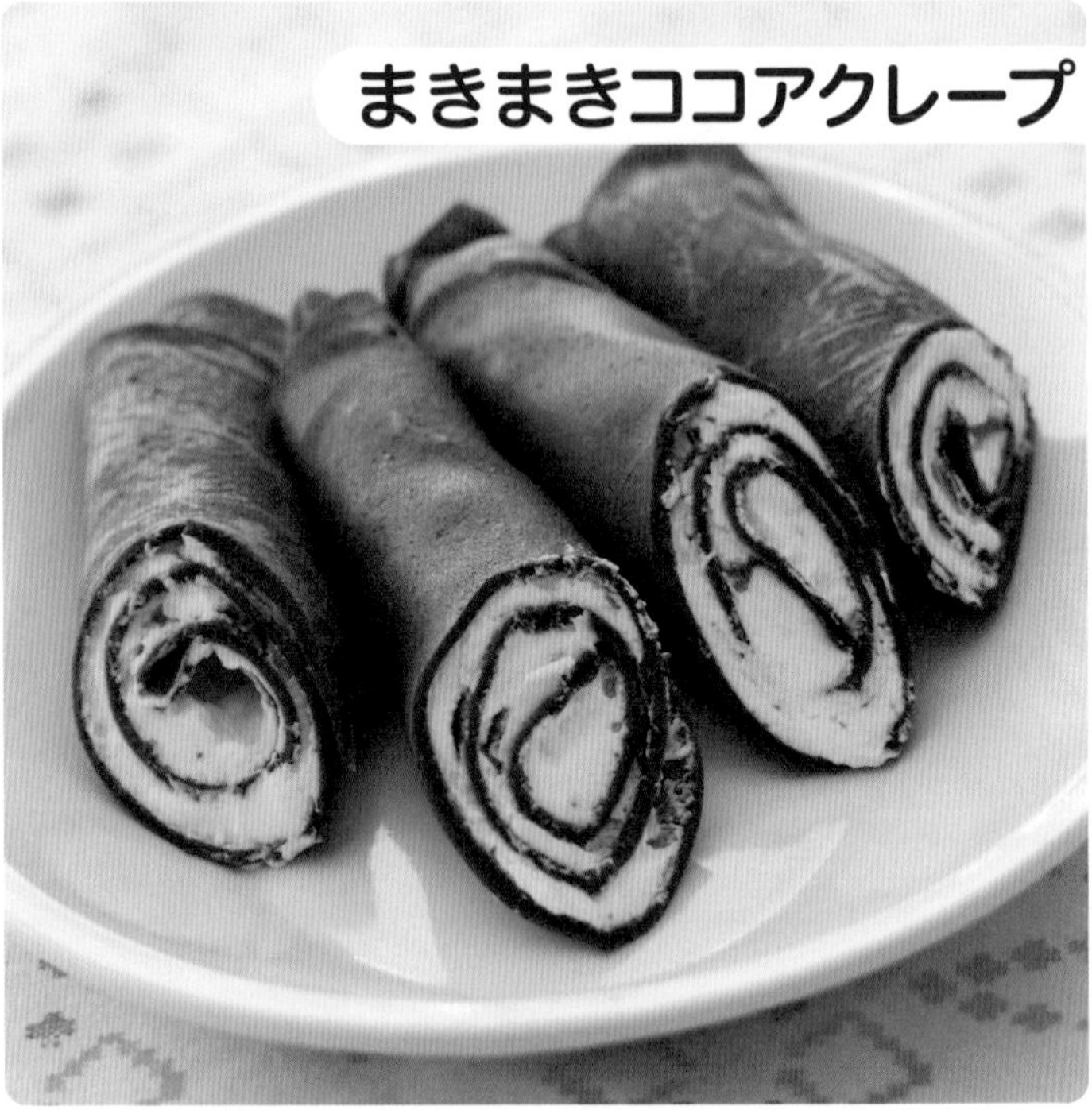

材料 3本分

Ⓐ
- 薄力粉……40g
- ココア……7g

卵……½個
糀甘酒……100ml
溶かしバター……5g
生クリーム……100ml
糀甘酒……大さじ2
油……適量

［作り方］

❶ボウルに卵と糀甘酒100mlを入れて混ぜ合わせる。
ふるったAと、溶かしバターを入れてさらに混ぜて、20分休ませる。

❷フライパンに油を薄く引き、フライパン全体に薄く広がるように①の1/3量を流し入れる。焼き色がついたら、ひっくり返して両面を焼く。残りの生地も同じように焼く。

❸生クリームと糀甘酒大さじ2を混ぜ合わせ、7分立てに泡立て、クレープ全体にぬる。手前からくるくる巻き、斜め半分に切る。

ショウガの効いたからあげは冷めても美味しい。
れんこんと一緒に味をつけて揚げると副菜代わりに。
おにぎりは食べやすいサイズに。

からあげ弁当

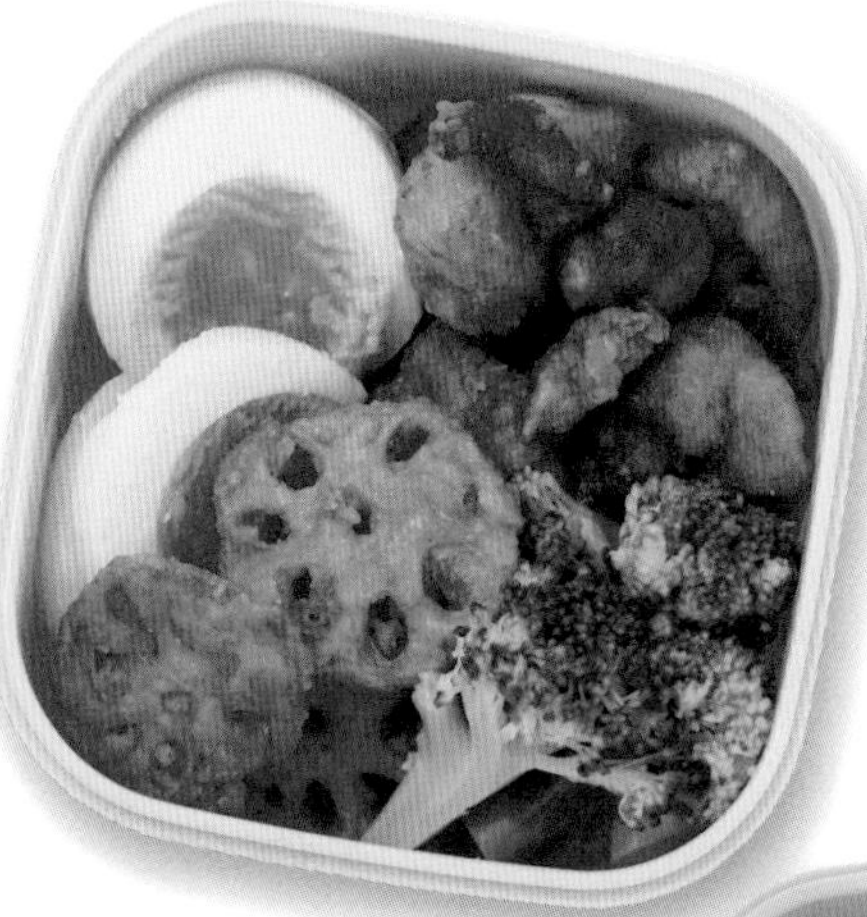

ブロッコリーの塩茹で、茹で卵、おにぎりを添えて

のりは表面だけ

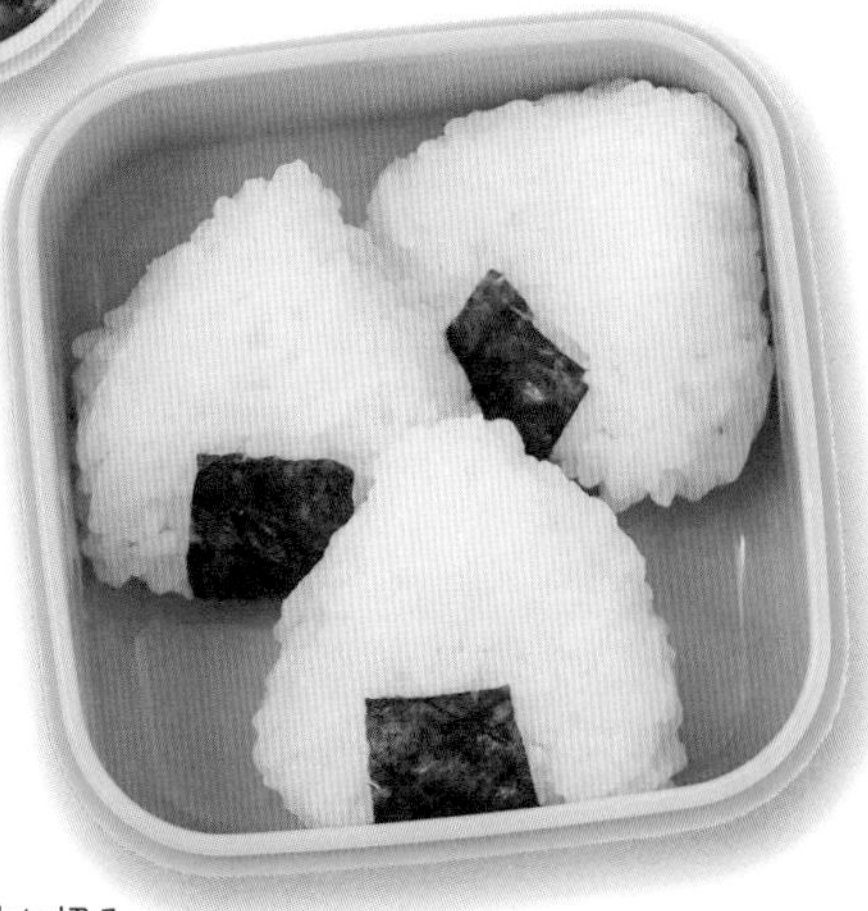

からあげ

材料 1人分

鶏もも肉……⅓枚
れんこん……¼節
Ⓐ ショウガ……小さじ ½
Ⓐ 酒……小さじ 1
Ⓐ しょうゆ……小さじ 2
薄力粉……大さじ 2
油……適量

［**作り方**］
❶鶏肉、れんこんは小さめのひとくち大に切る。
❷ A をもみ込み、薄力粉をまぶし、油で揚げる。

※おにぎりののりは、後ろまで巻くと噛み切りづらいので、表にはるだけ。

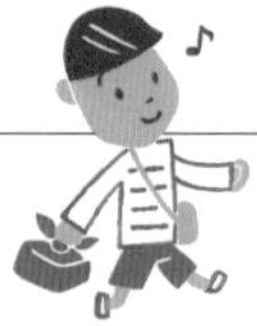

しゃぶしゃぶ肉を使うと冷めても噛みやすい。
野菜を巻いてスプーンでもすくいやすくします。

肉巻き弁当

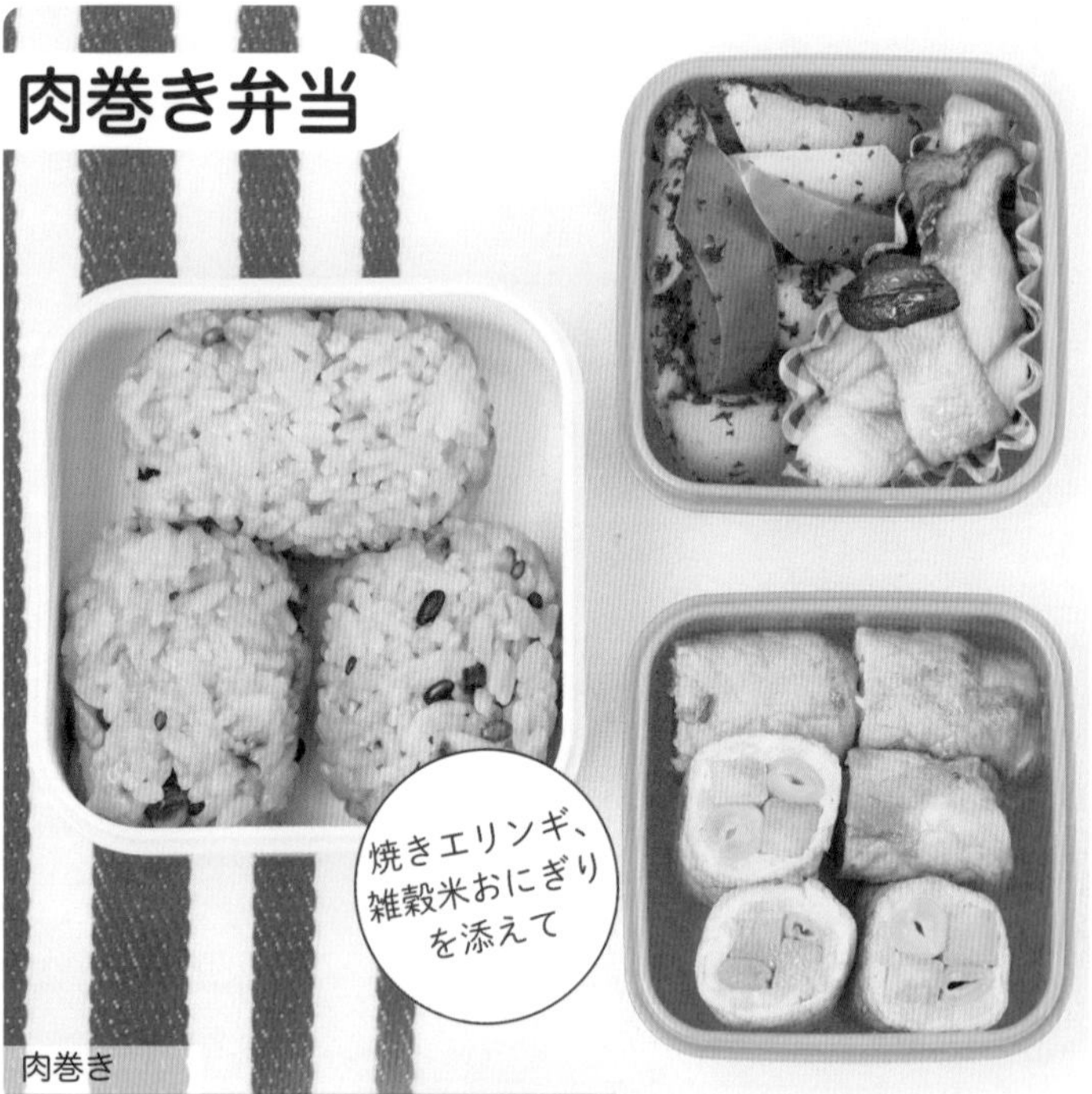

肉巻き

材料 1人分

豚ロースしゃぶしゃぶ用……3枚
ニンジン……⅙本
いんげん……3本
Ⓐ しょうゆ……小さじ1
　 砂糖……小さじ1
油……適量

［作り方］

❶ニンジンは1cm角の棒状6つに切る。いんげんはヘタをとり半分に切って、ラップに包みレンジで2分加熱して粗熱をとる。

❷豚肉を1枚広げてニンジン2本、いんげん2本を1組にして野菜が隠れるように肉を巻く。

❸フライパンに油を熱し、②の巻き終わりを下にして置く。転がしながら火を通し、Aを入れて絡める。ひとくち大に切る。

パプリカのゆかり和え

材料 2人分

パプリカ（赤、黄色）……10gずつ
ゆかり……小さじ¼

［作り方］

❶パプリカは乱切りにする。1分塩茹で（分量外）して、ゆかりを和える。

魚は身がほぐれてしまうと食べにくいので、
フライにしてスプーンでもすくいやすくします。
手の力が弱いので、なるべく混ぜごはんやチャーハンに。

魚のフライ弁当

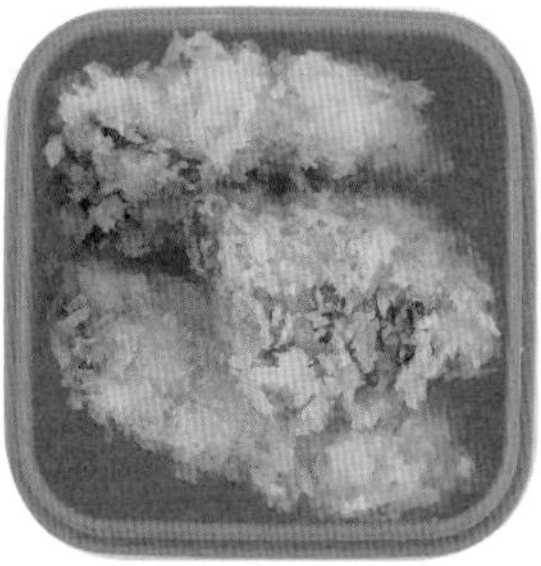

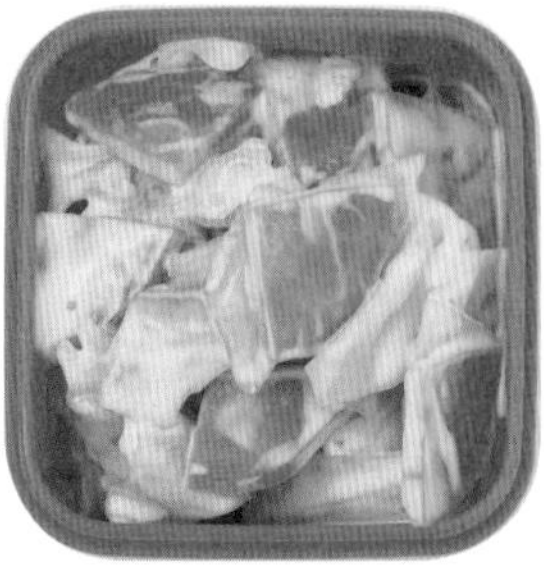

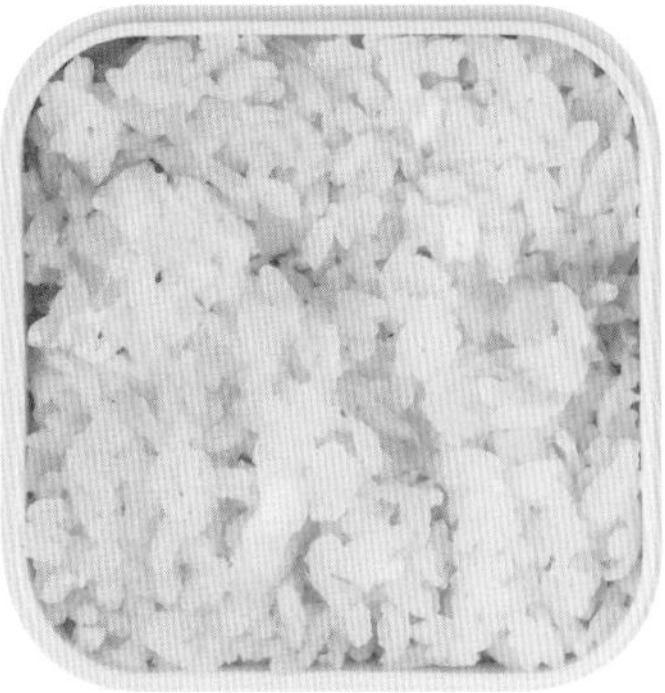

魚のフライ

材料 1人分

生たら……1切れ（60g）
Ⓐ しょうゆ……小さじ½
Ⓐ 酒……小さじ1
Ⓑ 薄力粉……大さじ1
Ⓑ 水……大さじ1
パン粉……適量
油……適量

［作り方］
❶たらを3等分に切りAをまぶす。
❷混ぜたBに①をくぐらせ、パン粉をつけて180度の油で約3分揚げる。

キャベツとニンジンのサラダ

材料 1人分

キャベツ……½枚
ニンジン……20g
マヨネーズ……大さじ1

［作り方］
❶キャベツはひとくち大に切り、ニンジンはいちょう切りにする。
❷耐熱ボウルに①を入れ、ラップをして1分30秒加熱する。マヨネーズで和える。

チャーハン

材料 2人分

卵……1個
長ネギ……⅙本（5g）
あたたかいごはん……1膳分
塩……小さじ¼
しょうゆ……少々
油……小さじ2

［作り方］
❶フライパンに油を熱し、といた卵を入れる。
❷卵が半熟になったら、ごはん、みじん切りにした長ネギを炒め合わせる。塩、しょうゆで調味する。

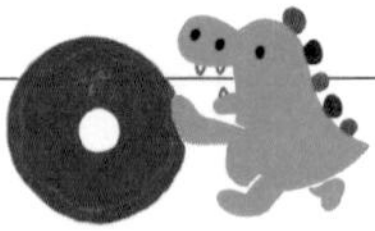

ペンネは冷めても食べやすく◎。
細かい具材は食べ残しの原因になるので、
切り方に注意したり、コーンは卵で固めたりします。

トマトペンネ弁当

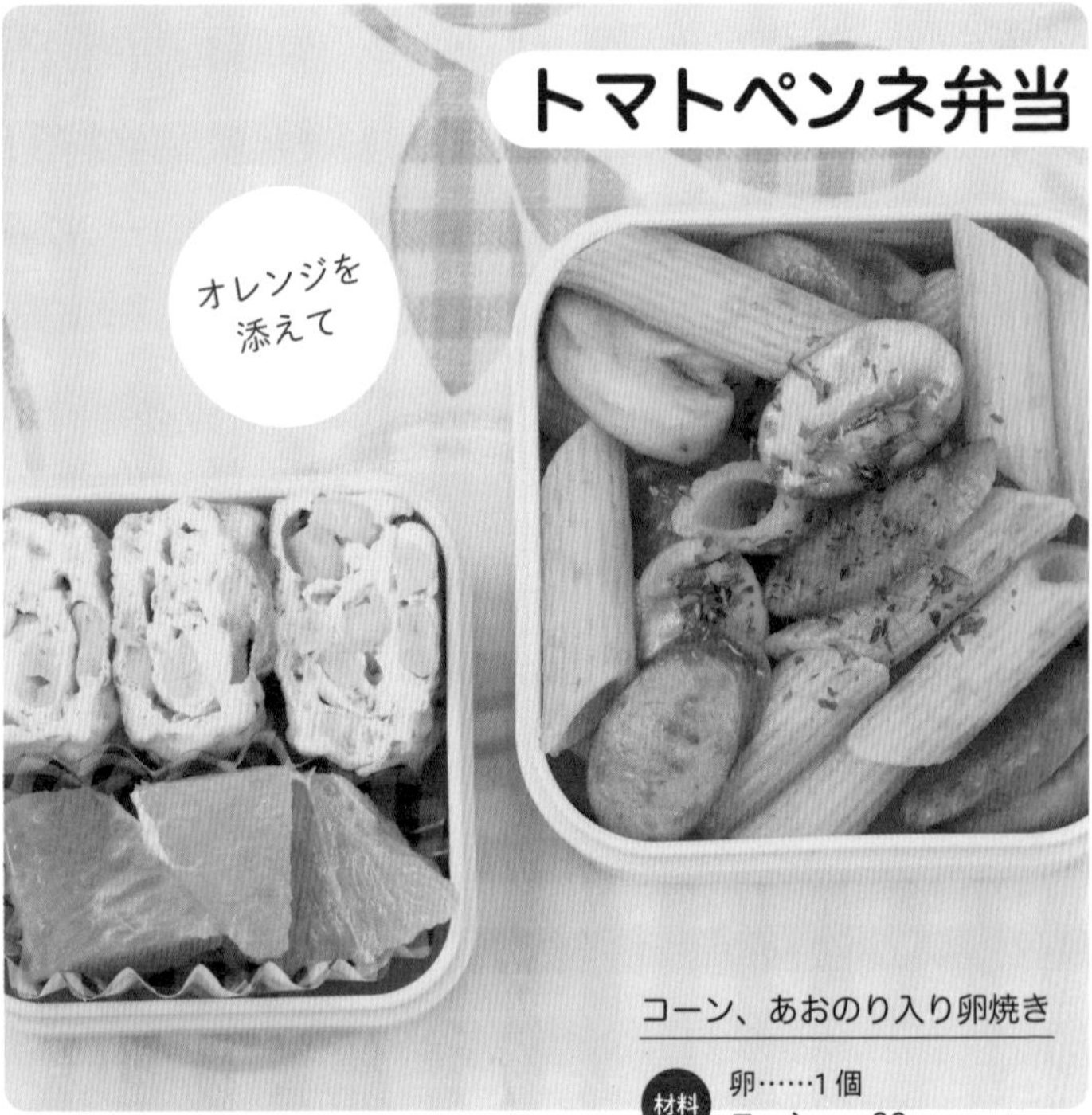

トマトペンネ

材料
1人分
マッシュルーム……3個
ウィンナー……1本
ケチャップ……大さじ1
ペンネ……60g
オリーブ油、塩……適量
パセリ……少々

［作り方］
❶鍋にたっぷりの湯を沸かし、湯に対して1パーセントの塩を入れる。
ペンネを袋の表記時間茹でる。
❷マッシュルームは幅1cmに切り、ウィンナーは斜め薄切りにする。
❸フライパンにオリーブ油を熱し、②を炒める。
茹で上がったペンネを入れ、ケチャップで味付けしてパセリを散らす。

コーン、あおのり入り卵焼き

材料
1人分
卵……1個
コーン……20g
あおのり……小さじ¼
塩……小さじ¼
油……適量

［作り方］
❶油以外の全ての材料を混ぜる。
❷卵焼き器に油を熱し、①で卵焼きを作る。

豚肉にショウガをもみ込むことで肉がやわらかくなり、
しゃぶしゃぶ肉を使うことで、
冷めても硬くならず食べやすくなります。

ひとくち
鮭おにぎりと
ショウガ焼き弁当

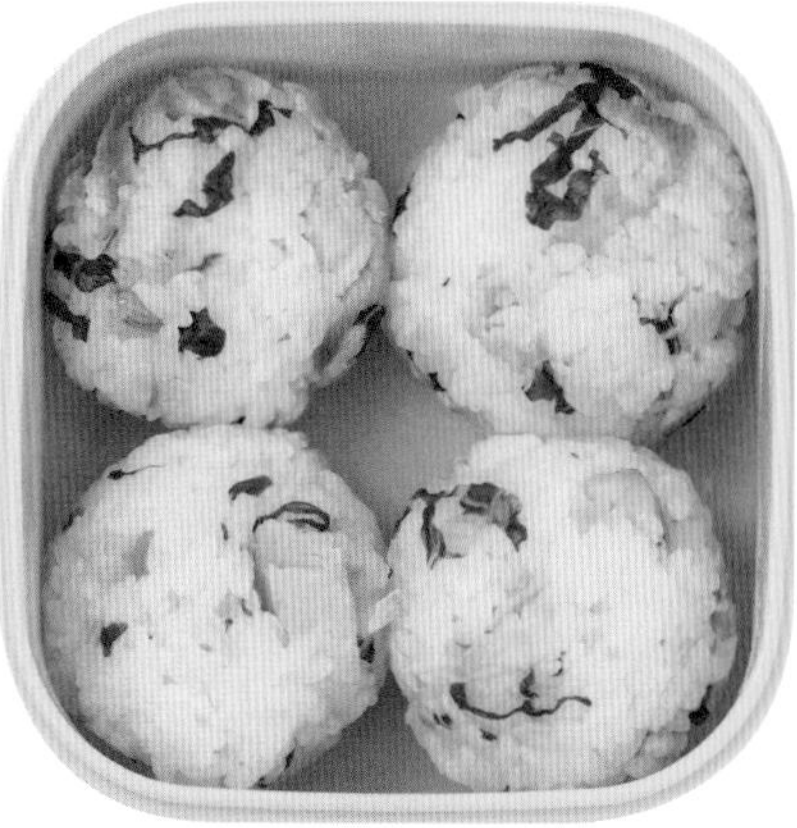

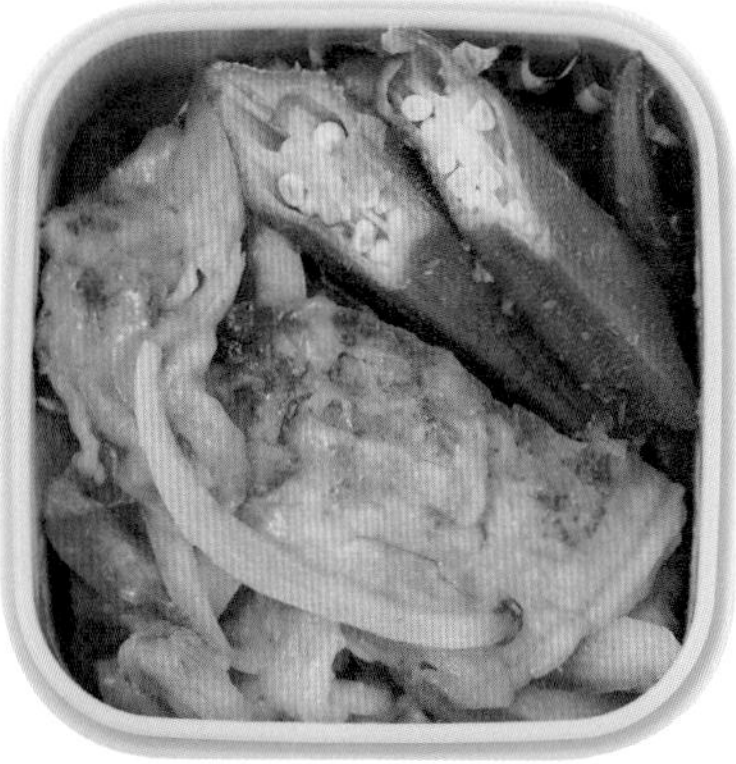

豚のショウガ焼き

材料 1人分
- 豚ロース薄切り（しゃぶしゃぶ肉）……80g
- 玉ネギ……⅛個
- Ⓐ おろしショウガ……小さじ½
- Ⓐ 砂糖……小さじ2
- Ⓐ 酒……小さじ1
- Ⓐ しょうゆ……小さじ2
- 薄力粉……小さじ1
- 油……適量

［作り方］

❶玉ネギは5mm幅に切る。豚肉にAをもみ込み、薄力粉をまぶす。

❷フライパンに油を熱し、玉ネギを炒める。玉ネギが透き通ったら豚肉を炒める。

オクラのおかか和え

材料 1人分
- オクラ……2本
- しょうゆ……小さじ¼
- 塩……少々
- かつお節……1g

［作り方］

❶オクラは塩で板ずりして洗い、ガクをとって3等分に斜め切りにする。

❷耐熱ボウルにオクラを入れてラップをしてレンジで30秒加熱する。熱いうちにしょうゆ、かつお節をまぶす。

ひとくち鮭おにぎり

材料 1人分
- 焼き鮭……½切れ
- ごはん……1膳分
- 茹でた小松菜……½株分

［作り方］

❶鮭はほぐし、小松菜はみじん切りにする。

❷①とごはんを混ぜて、ラップで包み小さいおにぎりを作る。

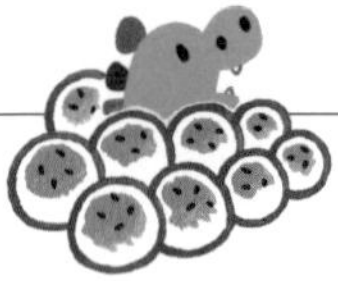

フォークで刺しやすくするため、
肉とピーマンは細切りにします。
卵焼きにだし汁を入れてふんわりと。

チンジャオロースー弁当

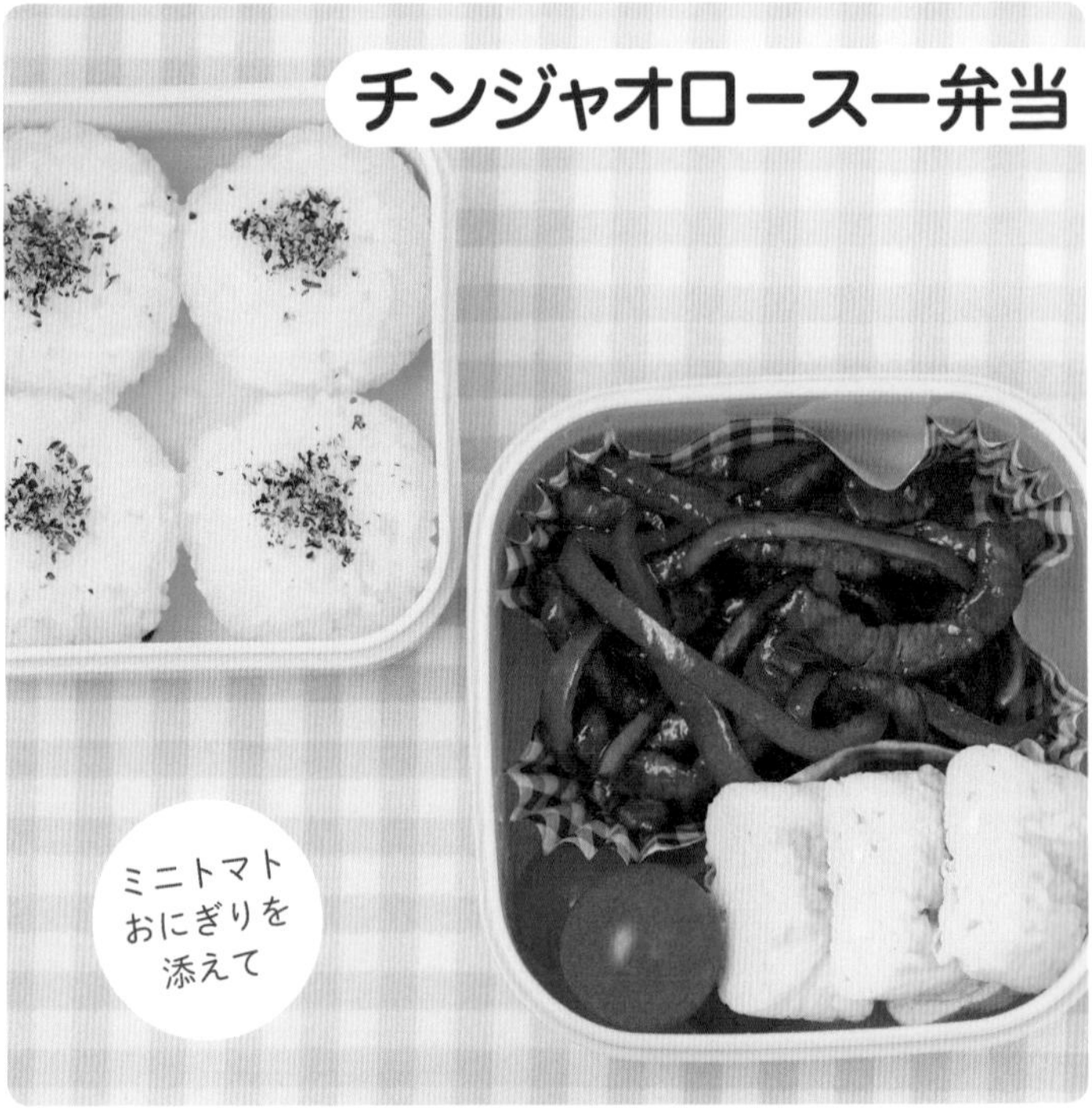

チンジャオロースー

材料 1人分
牛肉もも肉（焼肉用）……50g
片栗粉……小さじ½
緑・赤ピーマン……各½個
オイスターソース、酒……各小さじ1
砂糖……ひとつまみ
油……適量

［作り方］
❶ピーマンをそれぞれ細切りにする。牛肉も細切りにして片栗粉をまぶす。
❷フライパンに油を熱し、牛肉を炒める。色が変わったらピーマンを加え、調味料で炒め合わせる。

卵焼き

材料 2人分
卵……1個
だし汁……小さじ2
塩……少々
油……適量

［作り方］
❶卵をときほぐし、だし汁、塩を混ぜ合わせる。
❷卵焼き器に油を熱し、①を半量入れて、手前に巻く。奥に移動させ、残り半分を入れて手前に巻く。

キャンプで簡単ごはんレシピ

そうりはキャンプが大好きで、
初夏から秋にかけてよくキャンプをする。
魚を釣って塩焼きに。
寒い時期はあたたかいシチューを作る。
厚手のビニール袋にパンの材料を入れてこねてもらう。
そうやって、おいしく食べることを覚える。

キャンプでパン作り

生地から作って、朝にダッチオーブンでパンを焼きます

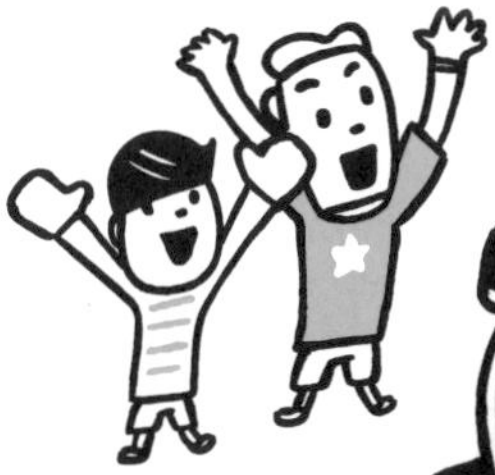

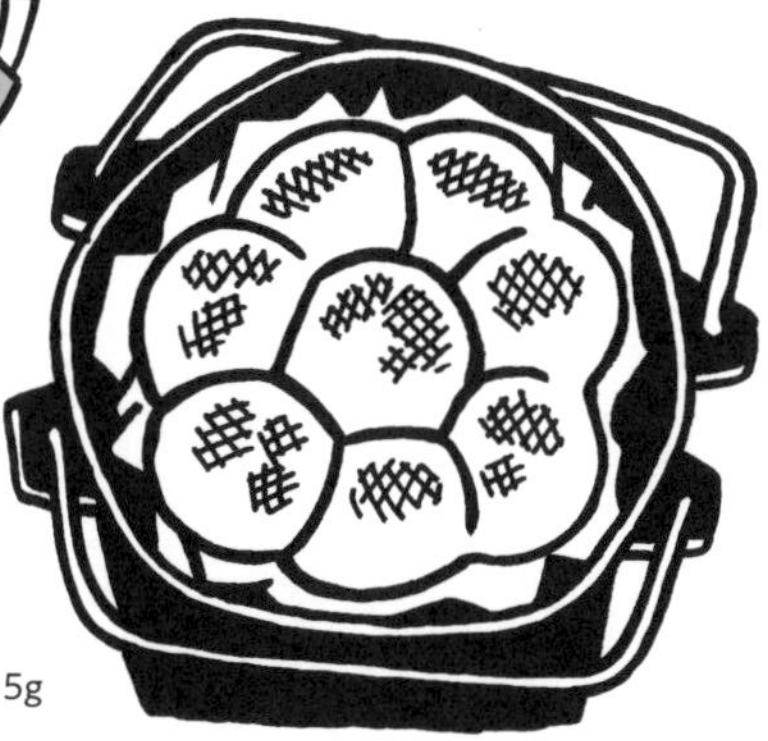

材料 4人分

強力粉……300g
砂糖……大さじ 1
塩……小さじ 1
Ⓐ牛乳……180ml
Ⓐバター……30g
Ⓐドライイースト……5g

［作り方］

❶厚手のビニール袋に A 以外を入れておく。
❷ A を入れて手で袋の上からもんで、ひとまとまりにする。袋の口を閉じる。
❸ 40 度くらいのあたたかい場所で 50 分ほど 1 次発酵させて、5 cm ぐらいの丸形を作る。前日に生地を作るときは、冷えているクーラーボックス内でひと晩置いても発酵できる。
❹ダッチオーブンに並べたらあたたかい場所で 20 分ほど 2 次発酵させる。炭を置いて約 15 分焼く。

※ 1 次発酵のあたたかい場所は火の近くがおすすめ。あつい日はどんな場所でも◎。

川で釣ったニジマスの塩焼き

釣った魚を炭火で焼く。
この日だけは魚をそのままかじってくれます

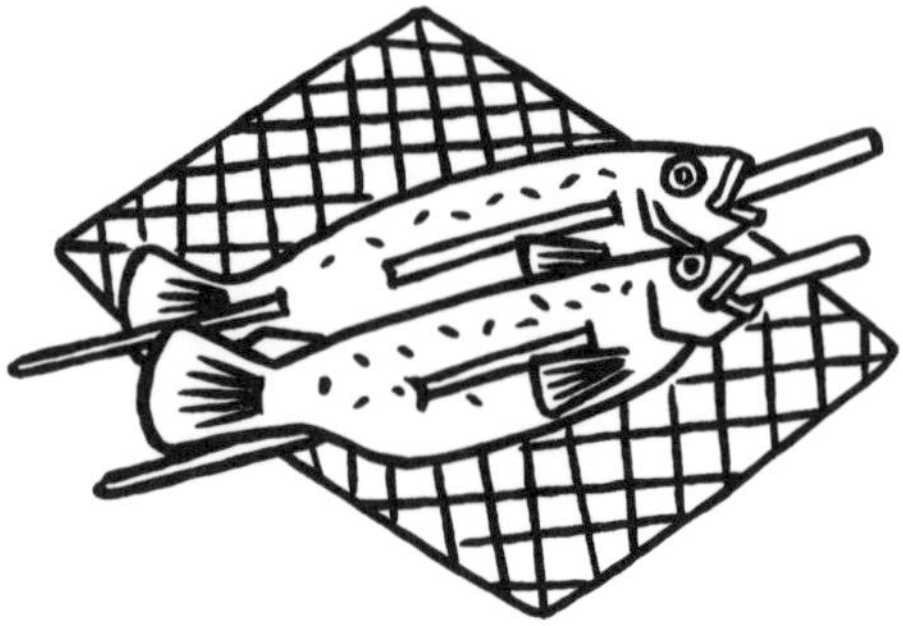

材料
2人分

ニジマス……２尾
塩……小さじ１

［作り方］

❶ニジマスのウロコやぬめりを包丁の背でしごいてとる。
内臓、エラもとり除く。
皮目に切り込みを入れて塩を全体にふって、炭火で焼く。

ホイル焼き枝豆

枝豆に塩をまぶすお手伝い。
時間はかかってもその姿が成長の一歩

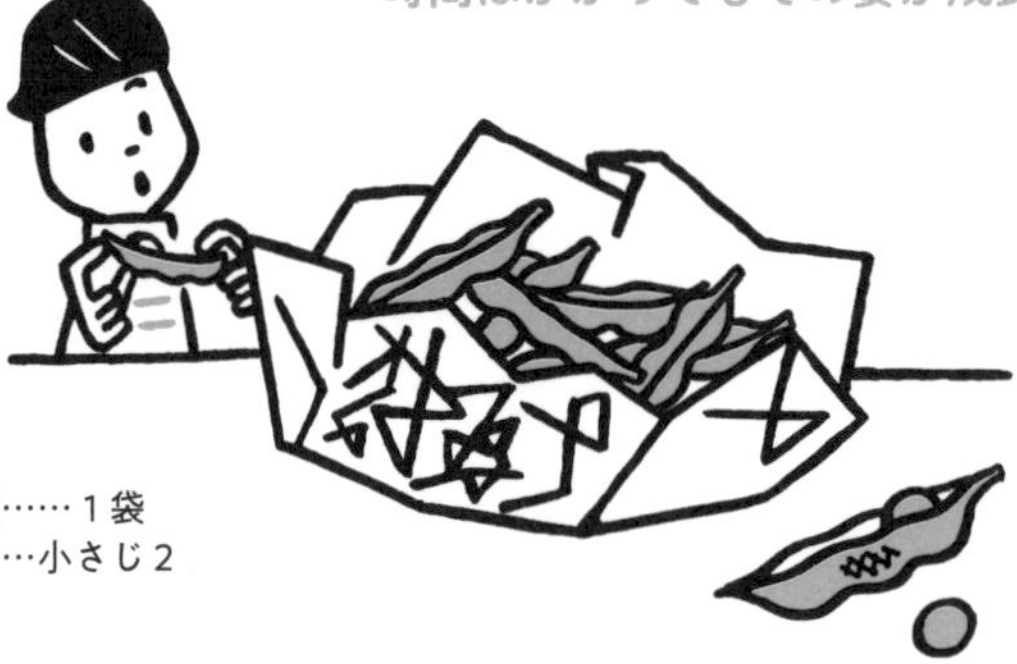

材料
2人分

枝豆……１袋
塩……小さじ２

［作り方］

❶ 枝豆は洗い、水にぬれている状態で塩を全体にふる。
❷ ホイルに包み、炭の上に置いて 15 分ほどひっくり返しながら焼く。

焼きそば

外で食べる焼きそばは格別！玉ネギの皮をむいたり、
お手伝いだって張り切っちゃいます

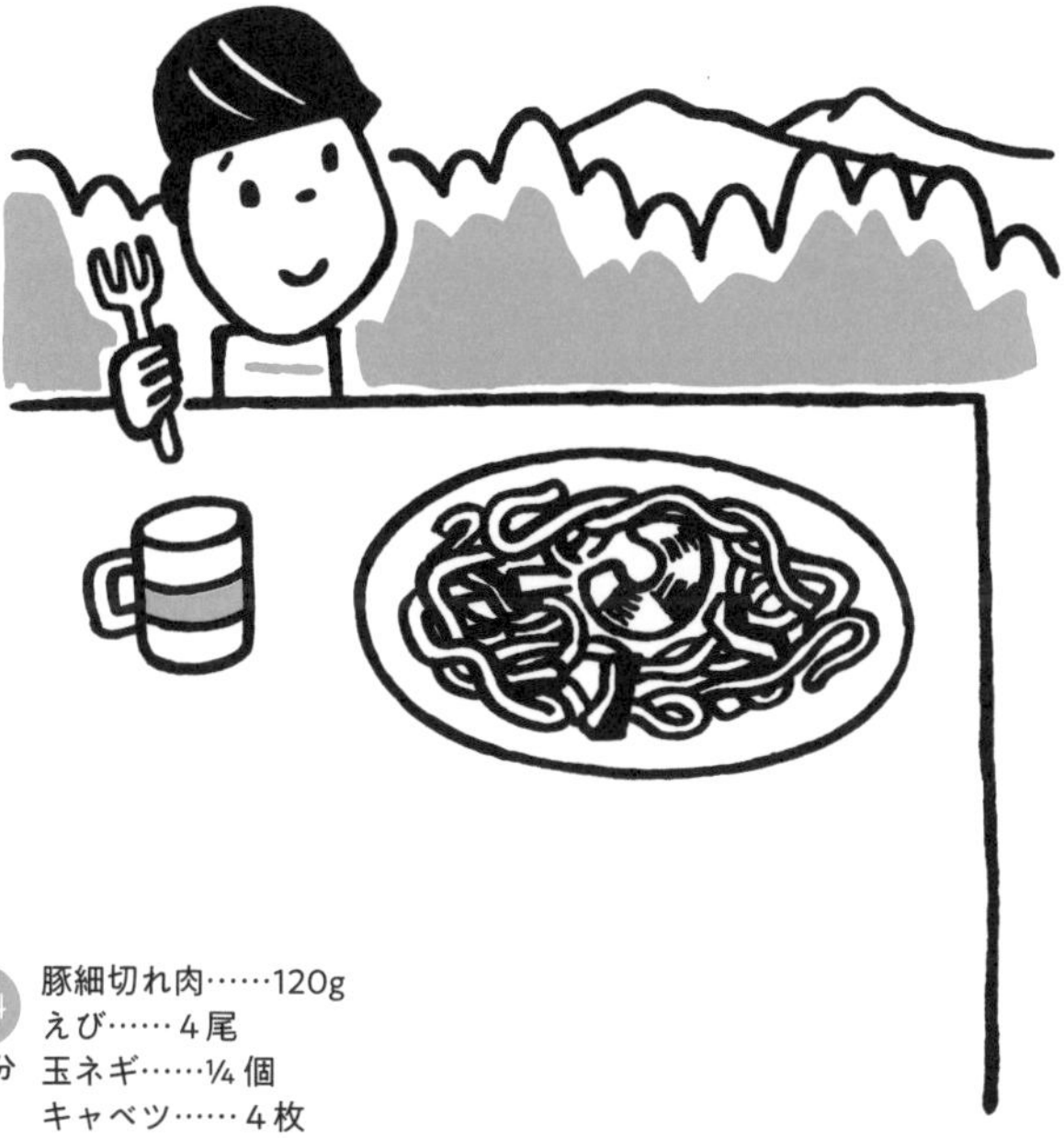

材料
2人分
豚細切れ肉……120g
えび……４尾
玉ネギ……¼個
キャベツ……４枚
ニンジン……¼本
焼きそばの麺……２玉
中濃ソース……大さじ３
塩、こしょう……少々
油……適量
あおのり、かつお節……少々

［作り方］
❶えびは背わたをとり、殻をむく。玉ネギは細切り、キャベツはざく切り、ニンジンは短冊切り。
❷鉄板に油を熱し、豚肉、えびに塩こしょうをして焼く。玉ネギ、ニンジンを炒めて、麺を加え炒める。キャベツを加え炒めて、ソースとともに全体を炒め合わせる。あおのり、かつお節をかける。

焼きマシュマロサンド

割り箸にマシュマロを刺して、焚き火に近づける。
これで火の怖さを覚えています

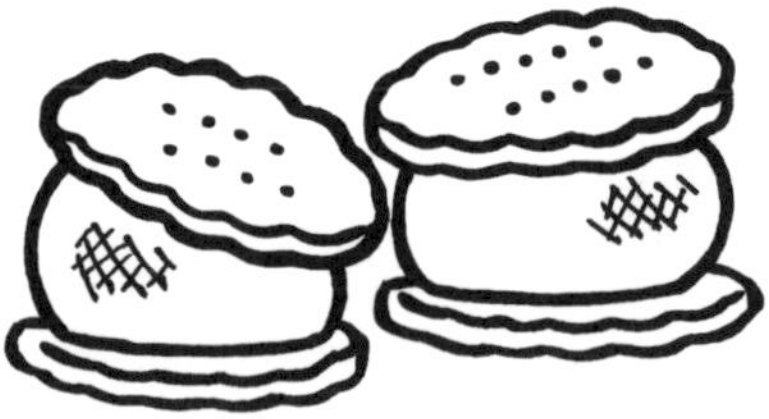

材料
2人分

マシュマロ……4個
ビスケット……8枚

［作り方］

❶マシュマロを割り箸などに刺して、炭火で表面が焦げないように焼く。
❷マシュマロが少し膨らんできたらビスケットでサンドする。

バターしょうゆポップコーン

ちょっぴりビクビクしながらも
蓋を開ける瞬間を楽しみにしています

材料
2人分

ポップコーン用のコーン……大さじ1
バター……15g
しょうゆ……少々

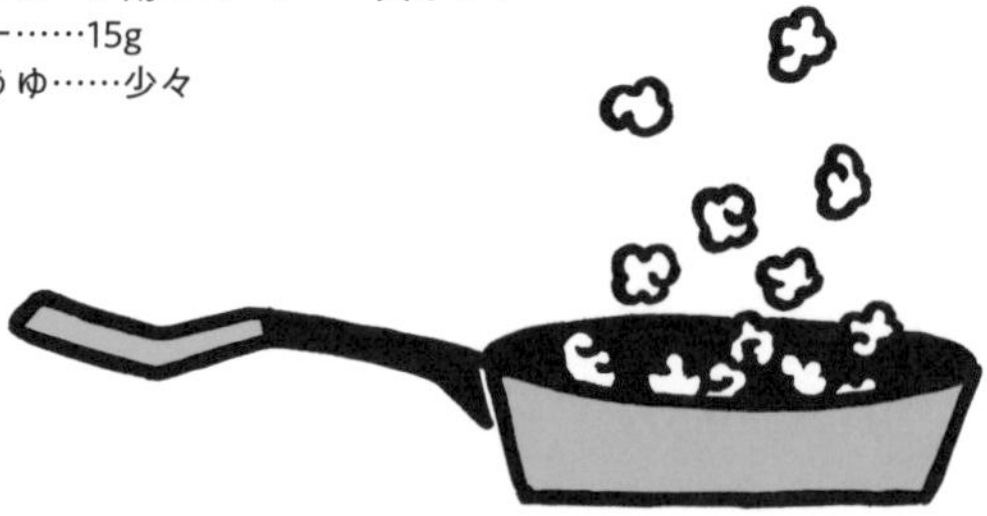

［作り方］

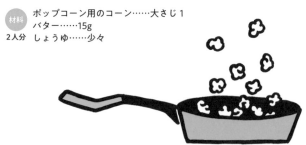

❶小さいフライパンにコーンとバターを入れて蓋をして、
コーンが弾けるまで弱火でじっくり火を通す。
❷コーンが全部弾けたら蓋をとり、しょうゆを鍋肌に入れて全体に混ぜる。

パエリア

テーブルが華やぐパエリア。
米の上に具を盛り付けるのは、そうりの仕事

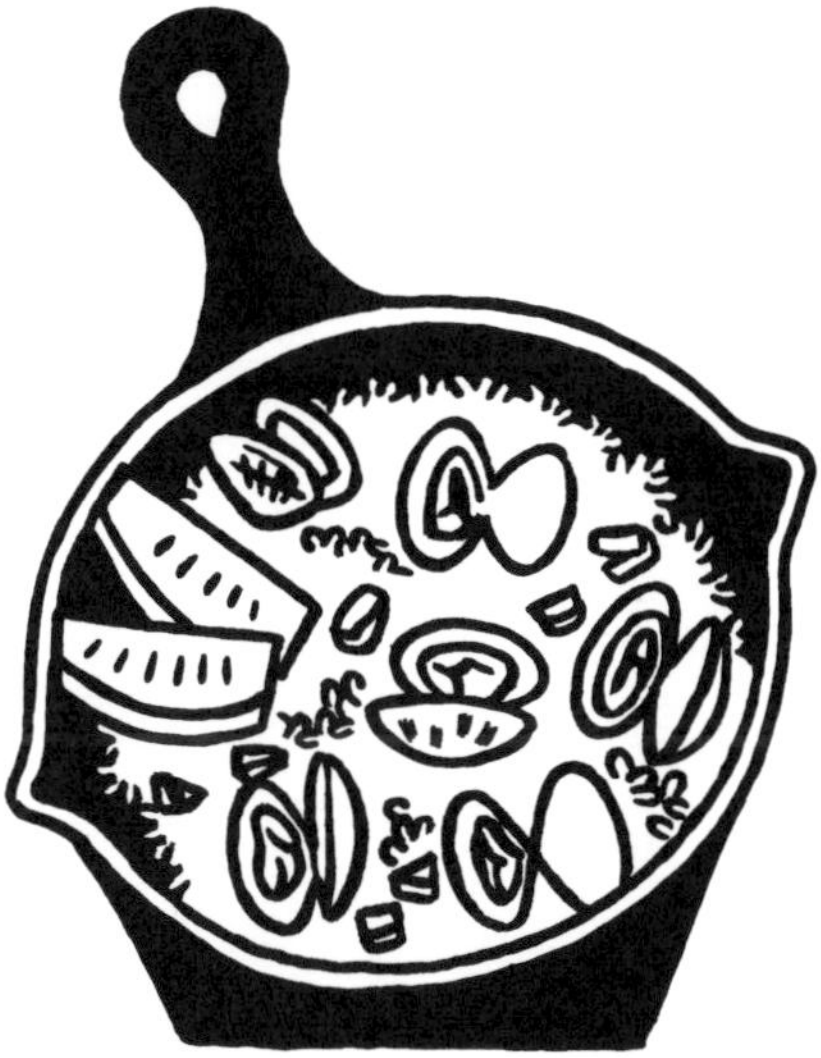

材料 2人分

えび……４尾
いか……½杯（内臓と軟骨をとり除き、下処理したもの）
あさり……８粒
米……１合
だし汁……２カップ(コンソメスープの素小さじ1、塩小さじ¼を混ぜたもの)
玉ネギ……¼個（みじん切り）
トマト……小１個（1cmの角切り）
サフラン……ひとつまみ
オリーブ油

［作り方］

❶えびは背わたをとり殻をむく。いかは輪切りにする。あさりは砂抜きをしてこすり洗いする。
❷フライパンにオリーブ油を熱し、玉ネギを炒めて透き通ったら米、サフランを加え炒める。米の表面が透き通ったら、熱いだし汁を米がヒタヒタになるまで入れて魚介、トマトを入れる。だし汁がなくなりそうになったら足していき、米に火を通す。
❸だし汁が全てなくなるころに、米に火が通る。

そうりの成長

3歳～年長さん

初めて歩いた日

歩くといってもよちよち、そしてすぐに転ぶ。
でも自分の足で歩いてくれることはとてもうれしかった。
いろんなところを歩かせてあげたい。
そんな気持ちからまず始めたのは、
いつもベビーカーで行っていた保育園に歩いて行くこと。
とっても時間はかかる。
歩くと、今まで見ていた世界が変化し、
指さしをして、あ！あ！と何かを教えてくれる。
道に花が咲いている、信号の色が変わる、
お友だちが登園する姿を発見し手をふる。
毎日少しずつひとりで歩ける距離が延びる。
何よりも少しだけ靴が汚れることがわたしの喜び。

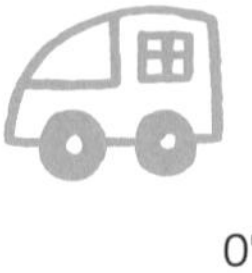

ひとりで先に歩いていってしまったとき、
保育園までの道を覚えていたことにはびっくりした。
わたしが思っているよりもはるかに、
わかっていることは多いかもしれないと思った。
というのも、3歳になっても言葉で返事をすることはなかったから。
行動で理解しているんだなってことがわかる。
でも、歌は違った。
車に乗るときは、よく歌を流しているのだけど、
テンポの早い曲もなんとなく体を揺さぶりながら歌っていた。
歌はすごいなって思った。
お話は文章にすることができないのに、
リズムさえ覚えれば文章で歌える。
歌は平等に楽しめる。
同じようにここちよくいられる。

ST（言語聴覚療法士）の先生に会う

3歳になって、ようやく歩くことができたころ、
言語聴覚療法士の先生のところに行った。
そうりの食事をどうしたらいいか疑問だらけだったので
話を聞いてもらえるというのは、不安よりも、期待でしかなかった。

先生にお弁当を作って持ってきてくださいといわれ、
お弁当を持参して行ったけれど、このころのそうりは、
1回目は泣き叫んで部屋に入るだけで終わり。
3回目くらいでようやくお弁当の蓋を開けるところまでいき、
4回目にしてようやく食べる姿を先生に見てもらえた。
診断は、舌は動いていて、奥歯も少しだけだけど使っているので
問題はないとのことだった。

それ本当かな?なんて思ってしまったけれど、
その言葉をもらっただけでも安心材料にはなる。

その後もバナナや棒状にしたおにぎりで
噛みちぎる練習といわれたけれど、
何度やっても噛みちぎることができなかった。
バナナやおにぎりが好きなら練習も楽しいけれど、
そうりは「食べること」そのものに
あまり興味がないようだった。

お菓子がほしい、ジュースが飲みたいということを一切いわない。
だからお腹が空くときをねらって練習する。
一度、皮をむきかけのバナナを渡したら、
目を離したすきに、そのまま皮ごとかじってしまった。
空腹は最高の調味料とはよくいったもんだ。

口を動かす練習も、このとき教わった。
歯みがきのあとに歯茎を指でさわったり、
ほっぺをつまんで刺激したりする。
いやがるそうりに「10秒だよ！」
とカウントダウンして頑張ってもらう。

そんなそうりでも、
このころからおかわりするメニューがあった。
カレーやシチュー。
おかわりという言葉の代わりに
空っぽになったお皿を持ってカレー鍋の前へ。
そうりの貴重な「好き」を目の当たりにして、
ほかにも好きを見つけてあげたい気持ちになった。
なんでも急にできるようになったりはしないけど、
半年とか1年かけて、ゆっくりできるようになっていく。

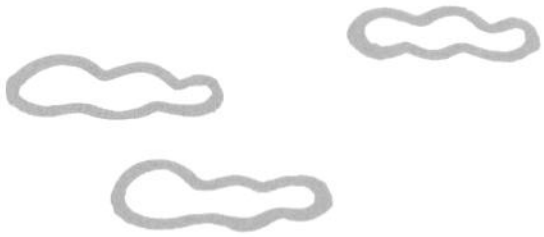

パンツへの険しい道のり

3歳半になって区立の保育園に行くようになると、
クラスの人数も多くなり、より一層、
ほかの子どもとの違いがわかる。
オムツがなかなかとれなかった。
いけるかな？という日にパンツにすると
おもらしをしてしまう。
先生に、そうりくんはまだオムツにしてくださいと注意される。
なんとなく保育園にいづらい空気があった。
手がかかるので、先生にお願い事をするのも気がひけた。
保育園に迷惑かけたくなかった。
でも、オムツをとってあげたかった。

療育の先生に相談して、
オムツのとり方についてとてもいい指導を受けた。
パンツの上からおむつを履かせればいいとのこと。
そうすると、気持ち悪いのもわかるし、おもらしすることもない。
半年くらいかかったけど、ちゃんとサインを出せるようになった。
うつぶせになって、腰をあげてもぞもぞする。
または顔を近づけてくる。
今でも、トイレはたまに失敗することがある。
何かに集中しすぎてトイレに行くのを忘れてしまう。
おしっこを途中でやめてしまうこともある。
そうりは好きなものへの集中はすごくて、
たとえば踏切を発見すると突進し、そこから動けなくなる。
次にやりたいことが頭に浮かんで、先走ってしまうのだ。
だから、常にトイレを思い出させることを
わたしが忘れないことが大事。

わたしが一番泣いた日

そうりが年長さんのときの運動会。
そうりはいつものように先生が横にいてサポートされている。

どうしてか、運動会のあいだ何度も
目に涙がいっぱい溜まっては、ぐっとこらえた。
みんなと一緒に列に並んでいるのを、すごいと思ったからか。
それとも、さらし者にされているようにも見えて、
頑張っているそうりを素直に応援できないからか。
2歳児や3歳児よりもできないことの
悲しみとかそういうのではなく。
でも、それも少しはあったのかもしれない。

そうりが、みんなについて行くだけで、
感動したと、お友だちのお母さんにいわれた。
そのお友だちは、登り棒もなわとびもできる。
羨ましいとも違うけど、
できることなら、途中で抜け出したかった。

寝るとき、そうりの寝息を聞いて、
また、涙があふれ出た。
無邪気な寝息。
トイレで鼻水かんで、
おえつしそうなぐらい涙が出た。
夫に知られたくなくて。
なんで知られたくないのか。
泣いているうちに気がついた。

涙が出る意味も、涙を隠したい意味も。
母親として何もしてあげられないもどかしさ。
これか。
また、涙が出た。
そうりのことで、こんなに涙が出たのは初めて。

毎年来る運動会や発表会はいつも憂鬱。
楽しみよりも不安。
だけど、そうりは必ずわたしを笑わせてくれる。
この日だって、かけっこのとき、
みんなと一斉に走ったと思ったら、
ゴールに向かうのではなく、
ゴール近くにあった自分の席に座りに行った。
そんなおちゃめなそうり。

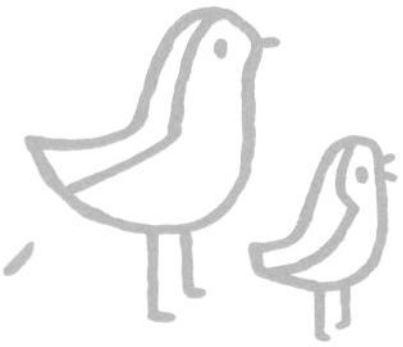

Part 3
うちの夕ごはん、行事ごはんレシピ

夕ごはんは、家族みんなが一緒に美味しく
食べられるメニューが大前提。
そうりも大人も満足できる定番メニューを紹介します。
季節の行事もわたしは「食」から入ります。
一緒に食べて、話題にして、
特別な日を楽しんでもらえるように。

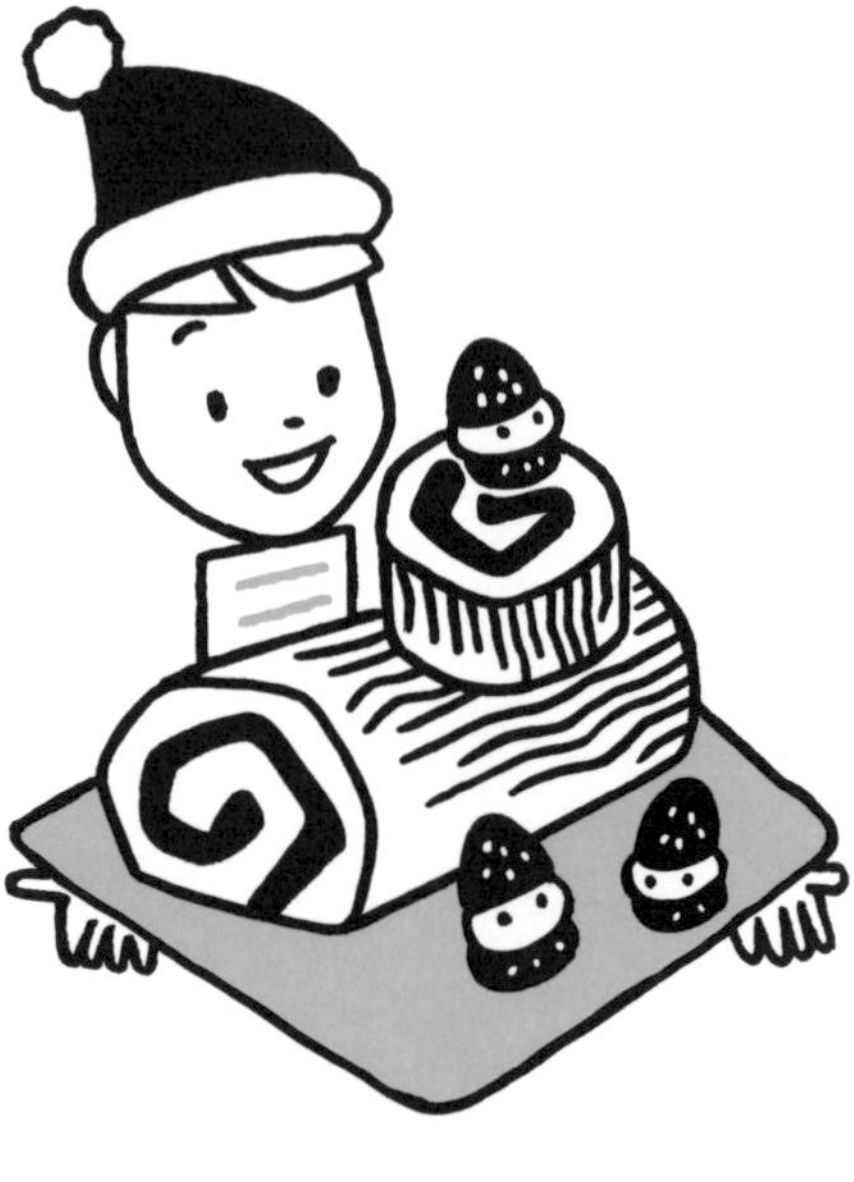

味付けはシンプルに昆布と塩味。
ちりめんじゃこを最後に加えるのがポイント。
わたしの母から教わったレシピを今度は子どもたちへ。

さやからむいた豆ごはん

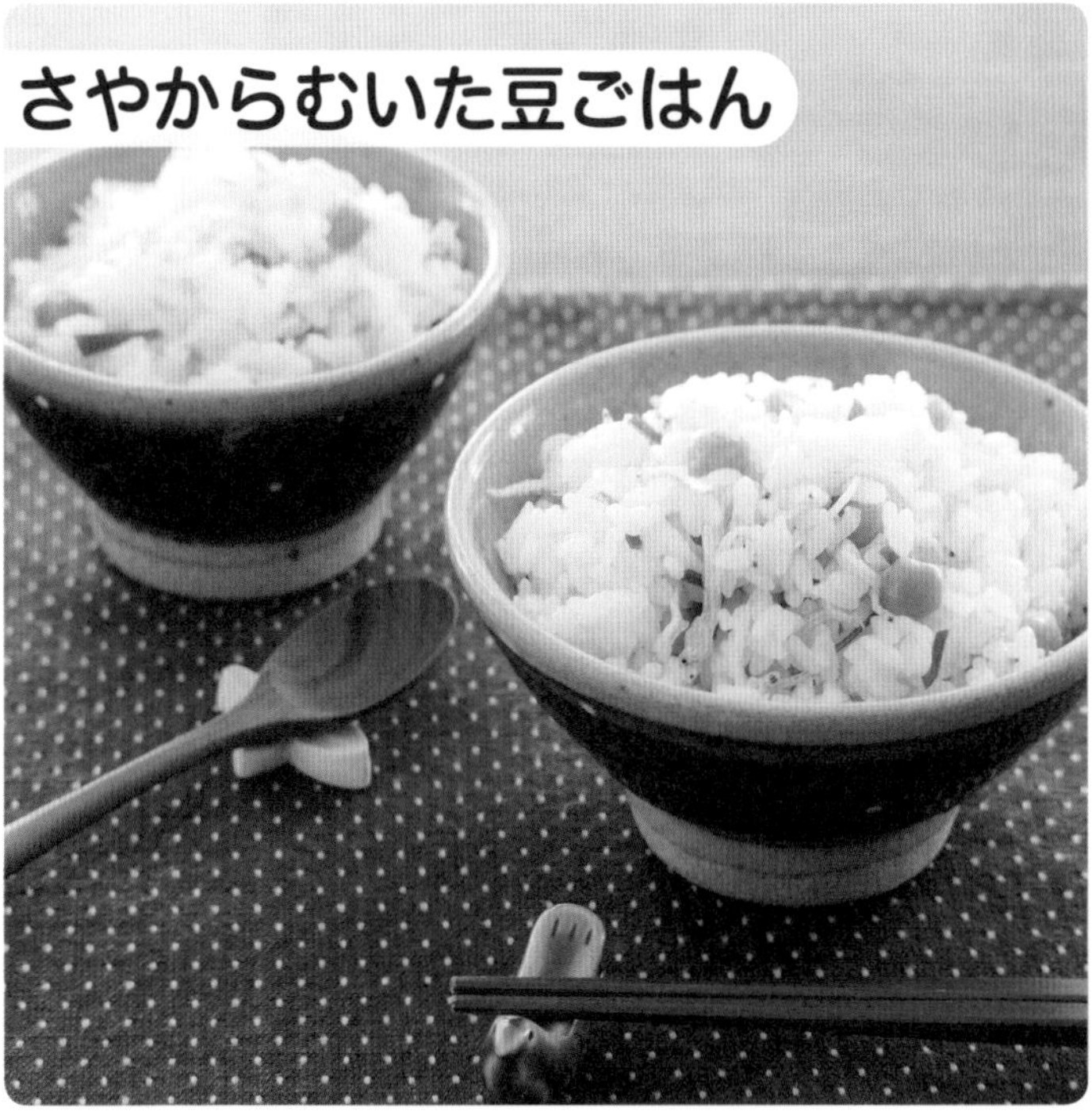

材料 2人分

グリンピース
……50g（さやを除いた量）
米……１合
水……180ml
酒　……大さじ１
昆布……３cm 角１枚
塩……小さじ⅓
ちりめんじゃこ……15g

［作り方］
❶グリンピースはさやからとり出す。
❷米は洗い、炊飯器の内釜に水と一緒に入れて 30 分浸水させる。
酒、塩を混ぜて、昆布を上にのせ、グリンピースを入れ普通に炊飯する。
❸炊き上がったら、昆布を細かく刻み、ちりめんじゃこと一緒にごはんに混ぜる。

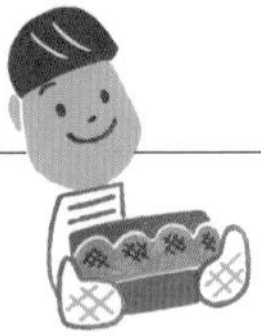

パスタは半分に折ってから茹でるのが
食べやすさのポイント。
茹でるときにはしっかりと塩を入れることも忘れずに。

パスタ短めミートスパゲッティ

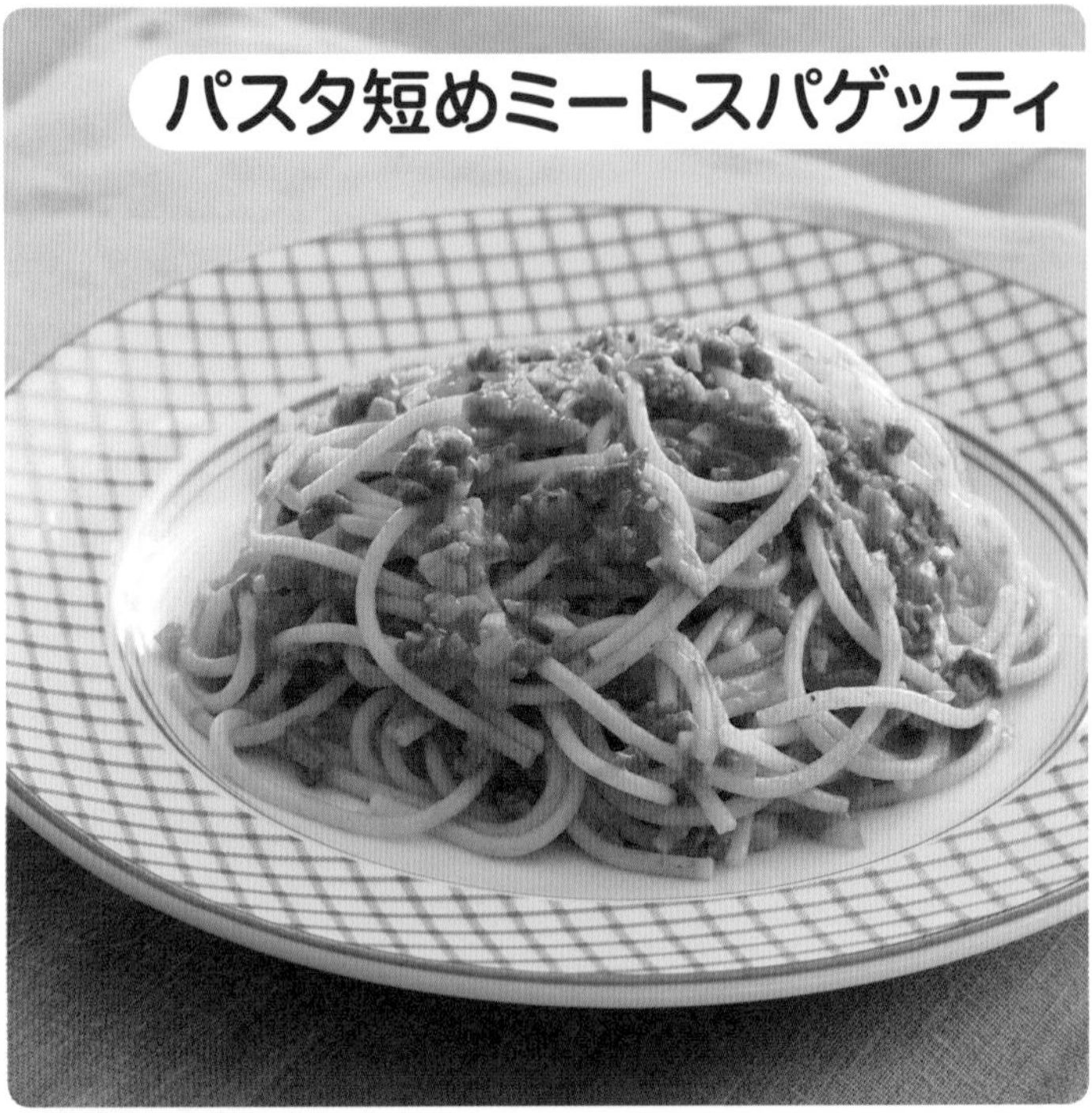

材料
2人分

玉ネギ……¼個
薄力粉……大さじ１
ニンジン……¼本
ニンニク……½片
マッシュルーム……２個
牛ひき肉……100g

Ⓐ
トマトの水煮缶（ダイスカット）…½缶（200g）
水……100ml
塩……小さじ½
ウスターソース……大さじ½

パスタ……180g
オリーブ油……適量

［作り方］
❶野菜は全てみじん切りにする。
❷フライパンにニンニクとオリーブ油を熱し、香りが出たら、牛肉、玉ネギ、ニンジンの順で炒める。玉ネギが透き通ったら、薄力粉をふるい入れ全体を混ぜる。マッシュルームを加えて炒め、Aを入れたら中火で約５分煮る。
❸たっぷりの湯を沸かし、湯の１パーセントの塩（分量外）を入れる。パスタは短く折り、袋の表記時間通り茹でる。茹で上がったら、②で和えて皿に盛る。

包むのが難しいので、具を皮に置いてもらったり、
ヒダなしの包み方にしてみたり。
最後に焼き色をつけるのが美味しさの秘訣です。

お手伝い餃子

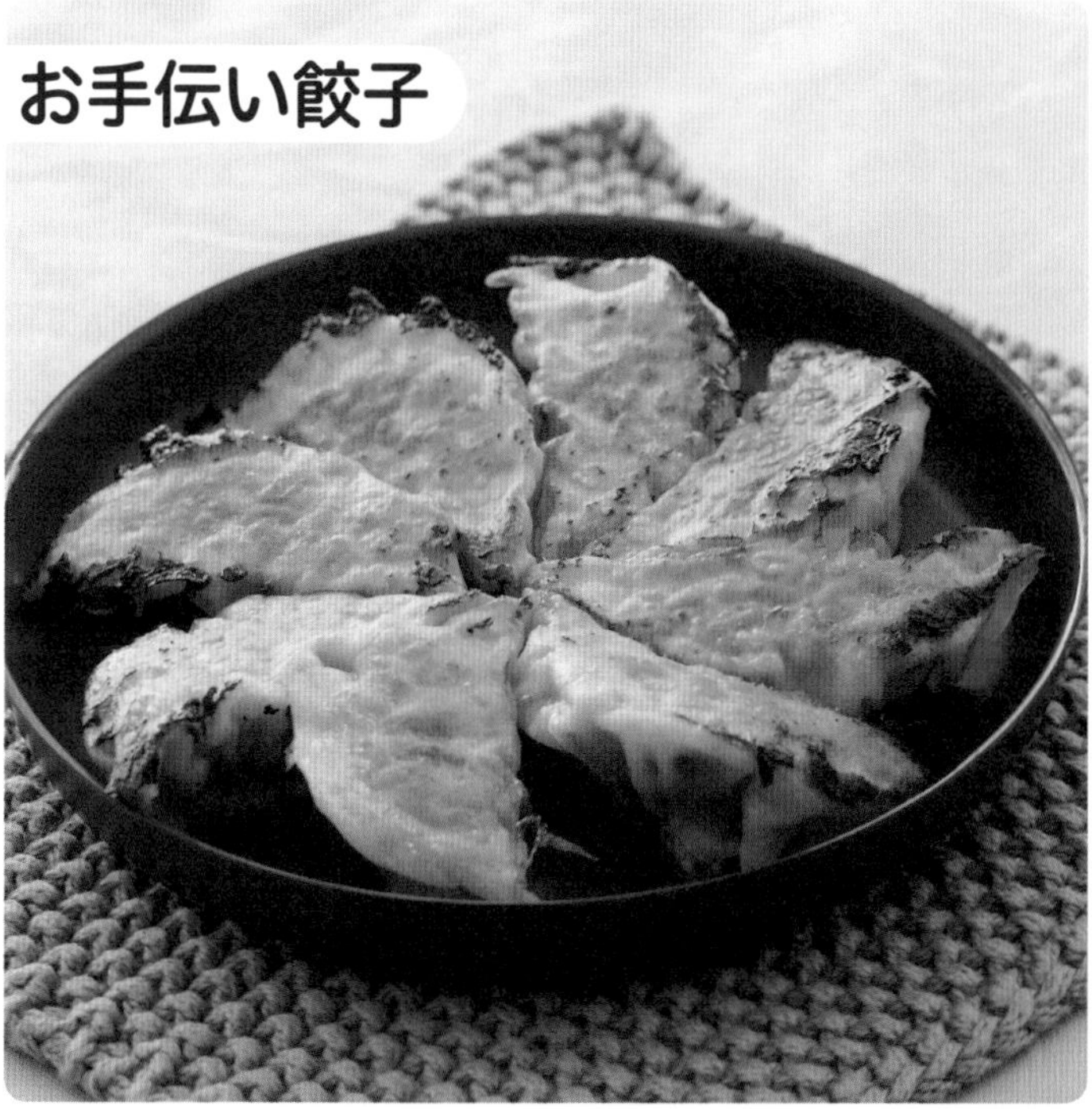

材料 2人分

豚ひき肉……100g
長ネギ……¼本
白菜……100g
ニラ……２本
餃子の皮……16 枚

Ⓐ
- ショウガすりおろし……小さじ１
- 酒……大さじ１
- オイスターソース……大さじ１
- ごま油……小さじ½

油……適量

［作り方］

❶長ネギ、白菜、ニラはみじん切りにする。ボウルに豚肉とＡと一緒に入れてよく混ぜる。
❷餃子の皮に包む。フライパンに油を熱し、餃子を並べる。
餃子の高さ⅓くらいまで湯を入れて蓋をして蒸し焼きにする。
❸水分がなくなったら、蓋をとり、焼き色をつけて皿に盛る。

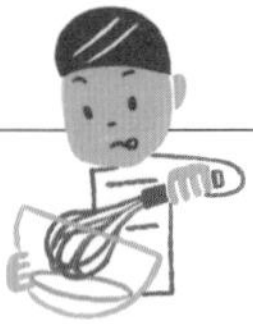

調味料は砂糖としょうゆだけの簡単中華。
辛さを足したいときは、豆板醤をはじめに炒めること。
豆腐をナスにしても美味しいです。

辛くない麻婆豆腐

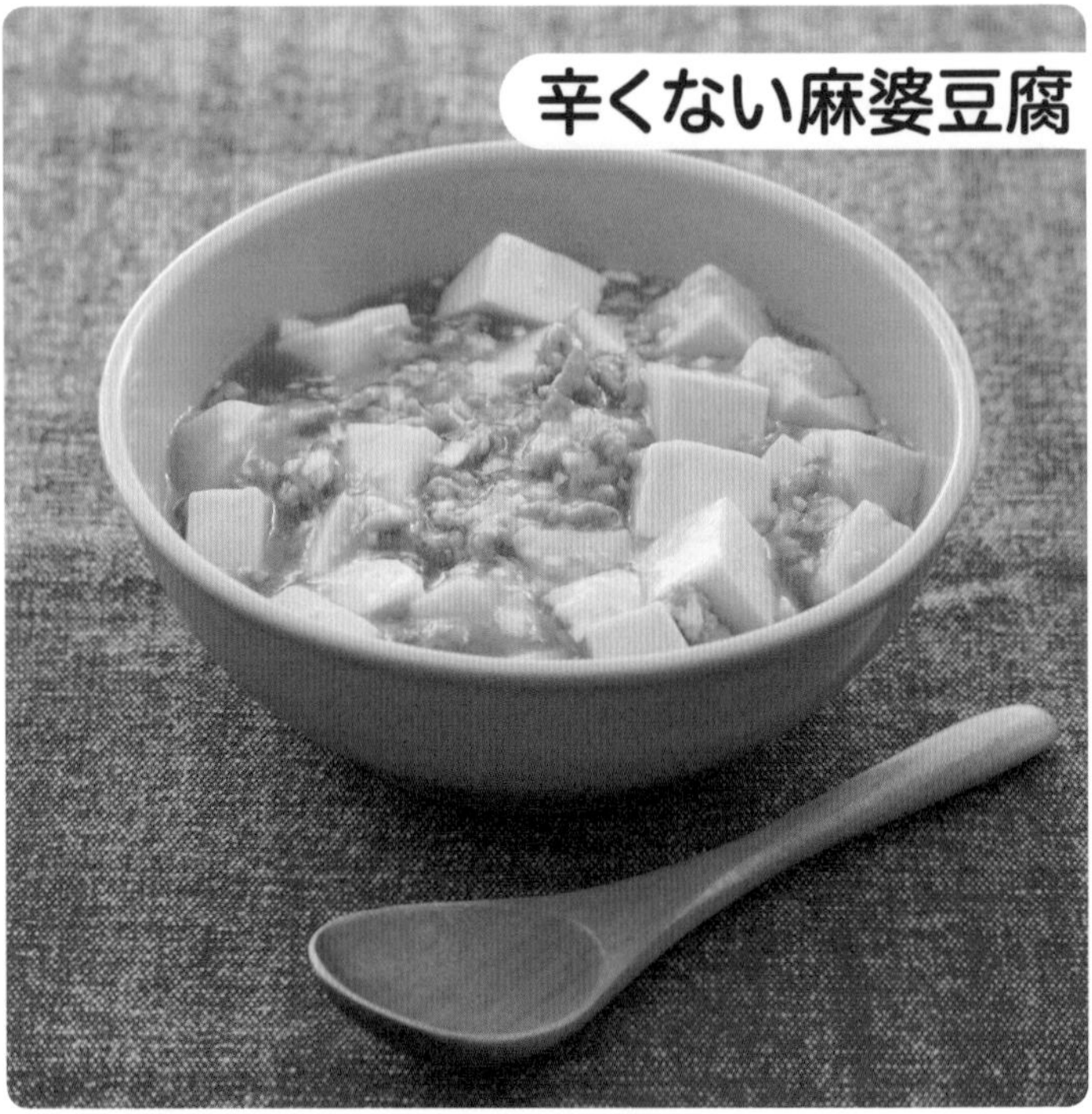

材料 2人分

豚ひき肉……80g
ニンニク……１片
ショウガ……１片
長ネギ……５cm
絹豆腐……１丁
砂糖……大さじ１
しょうゆ……大さじ１½
水……150ml
水溶き片栗粉……(水、片栗粉……各大さじ１)
油……適量

［作り方］

❶ニンニク、ショウガ、長ネギはみじん切りにする。豆腐は1.5cm角に切る。
❷フライパンに油を熱し、ニンニク、ショウガを炒める。
香りが出たら、豚肉を炒める。豚肉の色が変わったら、水、砂糖、しょうゆを入れる。
❸ひと煮立ちしたら、豆腐、長ネギを入れて水溶き片栗粉でとろみをつける。

フライパンひとつで時短で作れる簡単料理。
ごはんにつゆを多めに入れると
食べやすいですよ。

つゆだく牛丼

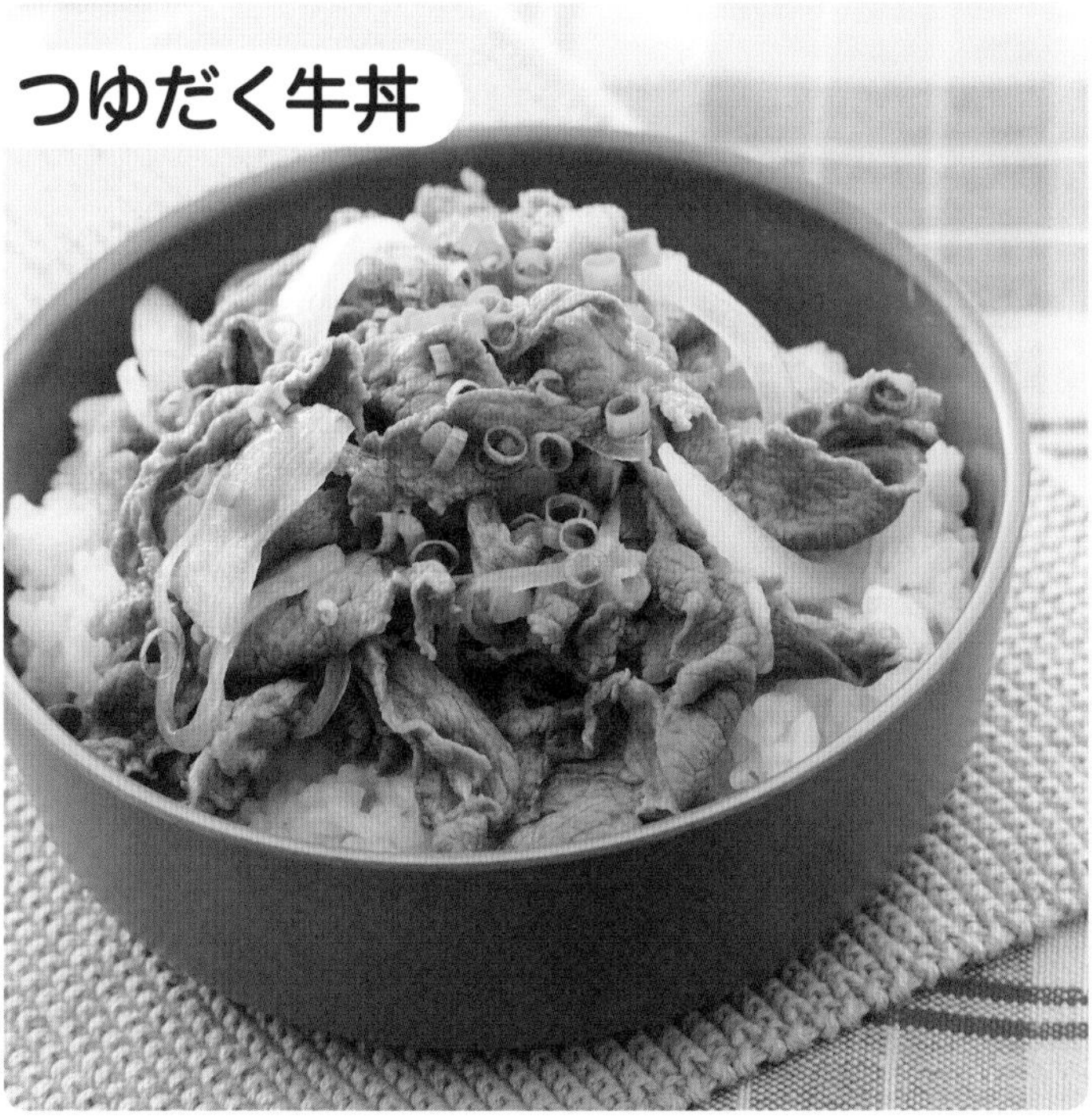

材料
2人分

牛肉切り落とし……200g
玉ネギ……½個
Ⓐ
- 砂糖……大さじ１½
- しょうゆ……大さじ１
- だし汁……１カップ

ごはん……２膳分
万能ネギ小口切り……適量

［作り方］
❶玉ネギは薄切りにする。
❷フライパンにＡと玉ネギを入れ、火にかけ蓋をする。
玉ネギが透き通ってきたら、牛肉を入れてさっと火を通す。
❸ごはんの上に②、万能ネギをかける。

パン粉をたくさん入れてふわふわのハンバーグに。
玉ネギをしっかり炒めることで
しっとり食べやすくなります。

煮込みハンバーグ

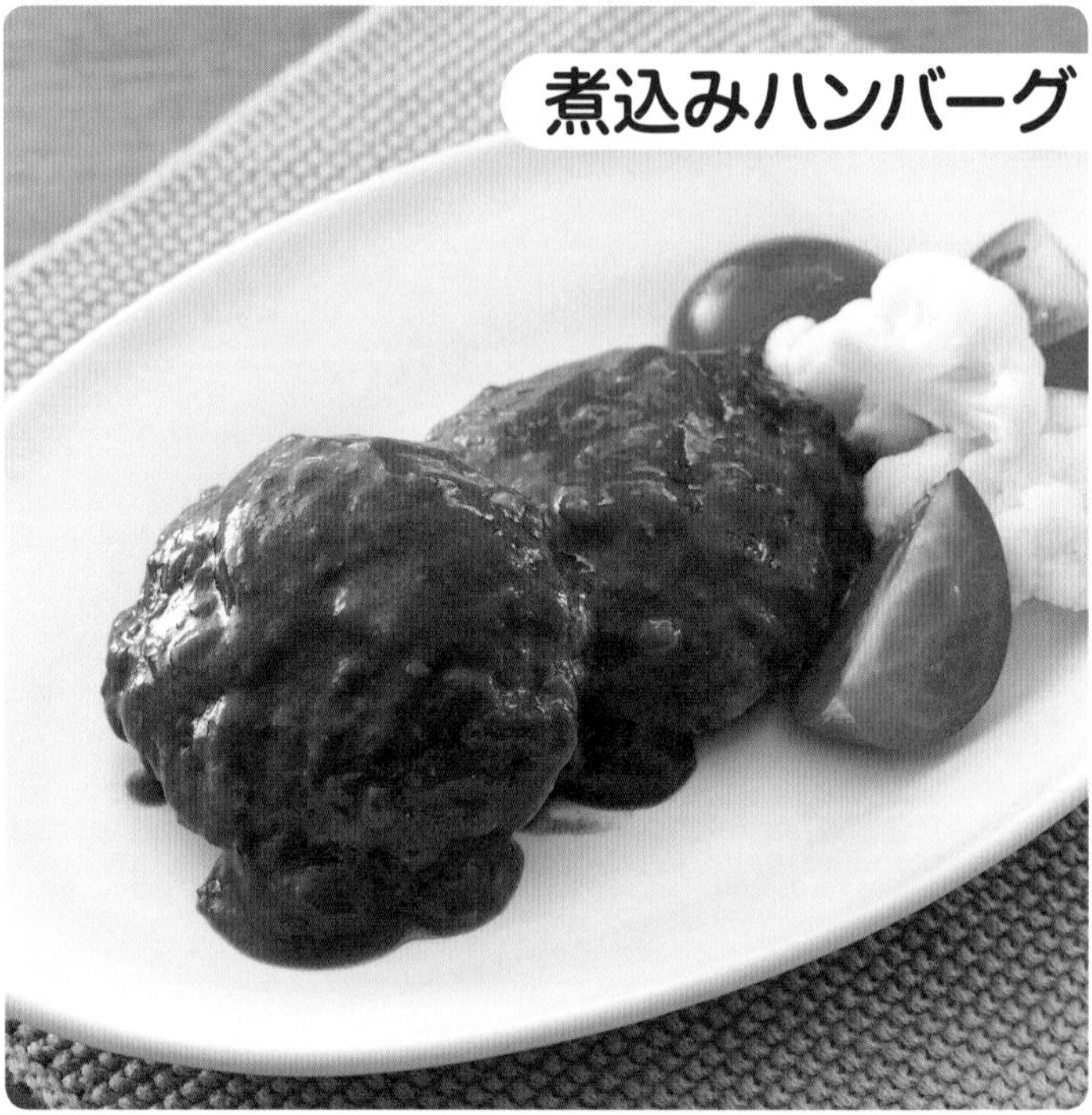

材料 2人分

- 合びき肉……180g
- 玉ネギ……½個
- パン粉……大さじ3
- 牛乳……大さじ3
- 卵……½個
- 塩……小さじ¼
- こしょう……少々
- 油……適量
- Ⓐ デミグラスソース……100g
- Ⓐ ケチャップ……大さじ2
- Ⓐ 水……大さじ4
- カリフラワー、トマト……適量

［作り方］

❶玉ネギはみじん切りにする。フライパンに油を熱し、玉ネギがしんなりするまで炒める。バットに広げ粗熱をとる。パン粉は牛乳でふやかす。

❷ボウルに①、合びき肉、卵、塩、こしょうを入れよく混ぜる。
4等分にして平らな丸形に成形して中央を凹ませる。

❸フライパンに油を熱し、②を中火で焼く。
焼き色がついたらひっくり返し、蓋をして蒸し焼きにする。

❹Aを加え、ひと煮立ちしたらさらに5分煮て皿に盛り、塩茹で（分量外）したカリフラワー、トマトを盛り付ける。

そうりは混ぜごはんが大好きなので、よく作ります。
パプリカで少し歯ごたえをつけて。
バジルやナンプラーでエスニックになります。

ガパオライス

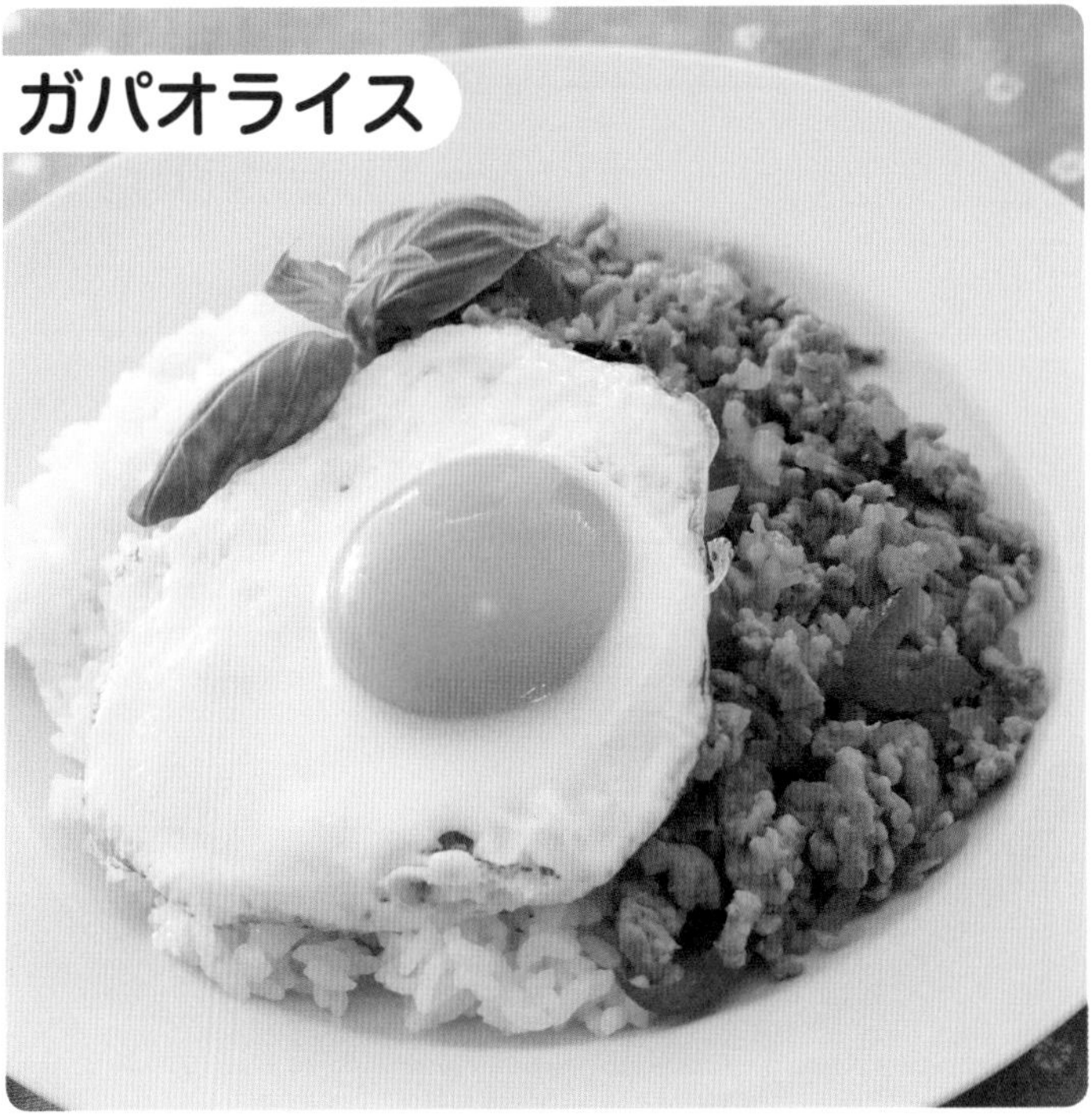

材料 2人分

- 豚ひき肉……200g
- 玉ネギ……½個
- パプリカ……½個
- バジル……４枚
- ニンニク……１片
- Ⓐ
  - ナンプラー……大さじ１
  - しょうゆ……小さじ１
  - オイスターソース……小さじ１
  - 砂糖……小さじ½
- 油……適量
- 目玉焼き……２個
- ごはん……２膳分

［作り方］

❶玉ネギ、ニンニクはみじん切りにする。パプリカは細めの乱切り。
❷フライパンに油を熱し、ニンニクを炒めて香りが出たら玉ネギを炒める。
玉ネギが透き通ってきたら豚ひき肉、パプリカを加えて炒める。
❸ Ａを入れて水分がなくなるまで炒める。バジルは半量ちぎって混ぜる。
❹皿にごはん、③、目玉焼きを盛り、最後にバジルを飾る。

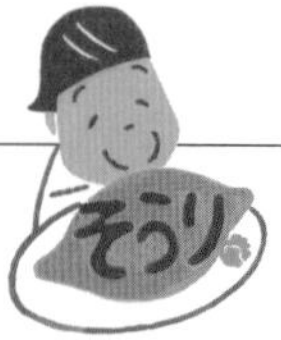

きのこは噛みにくいので、切り方には工夫を。
エリンギは手でさくことで味馴染みがよくなります。

サーモンときのこのバターしょうゆ炒め

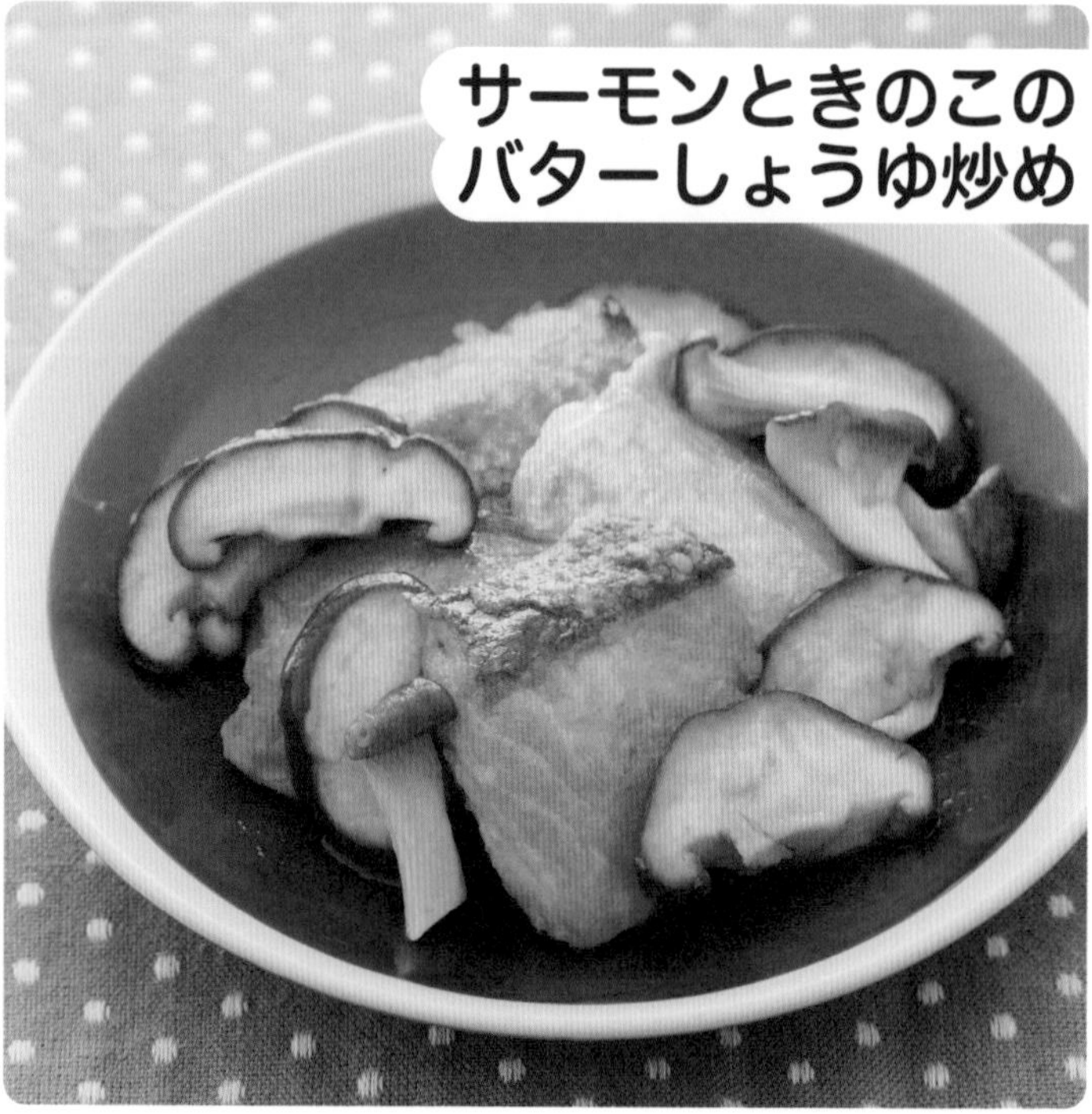

材料 2人分

サーモン……２切れ
塩……小さじ ½
薄力粉……大さじ１
エリンギ……１本
しいたけ……４枚
しょうゆ……小さじ１
バター……20g

［作り方］

❶サーモンはひとくち大に切って、塩をふり 10 分おく。
表面に水分が出てきたらペーパーでふきとり、薄力粉をまぶす。
エリンギは縦に６等分に手でさいて、食べやすい長さに切る。
しいたけはそぎ切りにする。

❷フライパンにバターを熱し、サーモンを焼く。
焼き色がついたら、ひっくり返し、きのこを一緒に焼く。
きのこがしんなりしてきたら、鍋肌にしょうゆを入れて全体に絡める。

蒸し煮にするので、魚がふっくらします。
魚やあさりのうま味を吸った野菜も食べやすく◎。

タイの切り身のアクアパッツァ

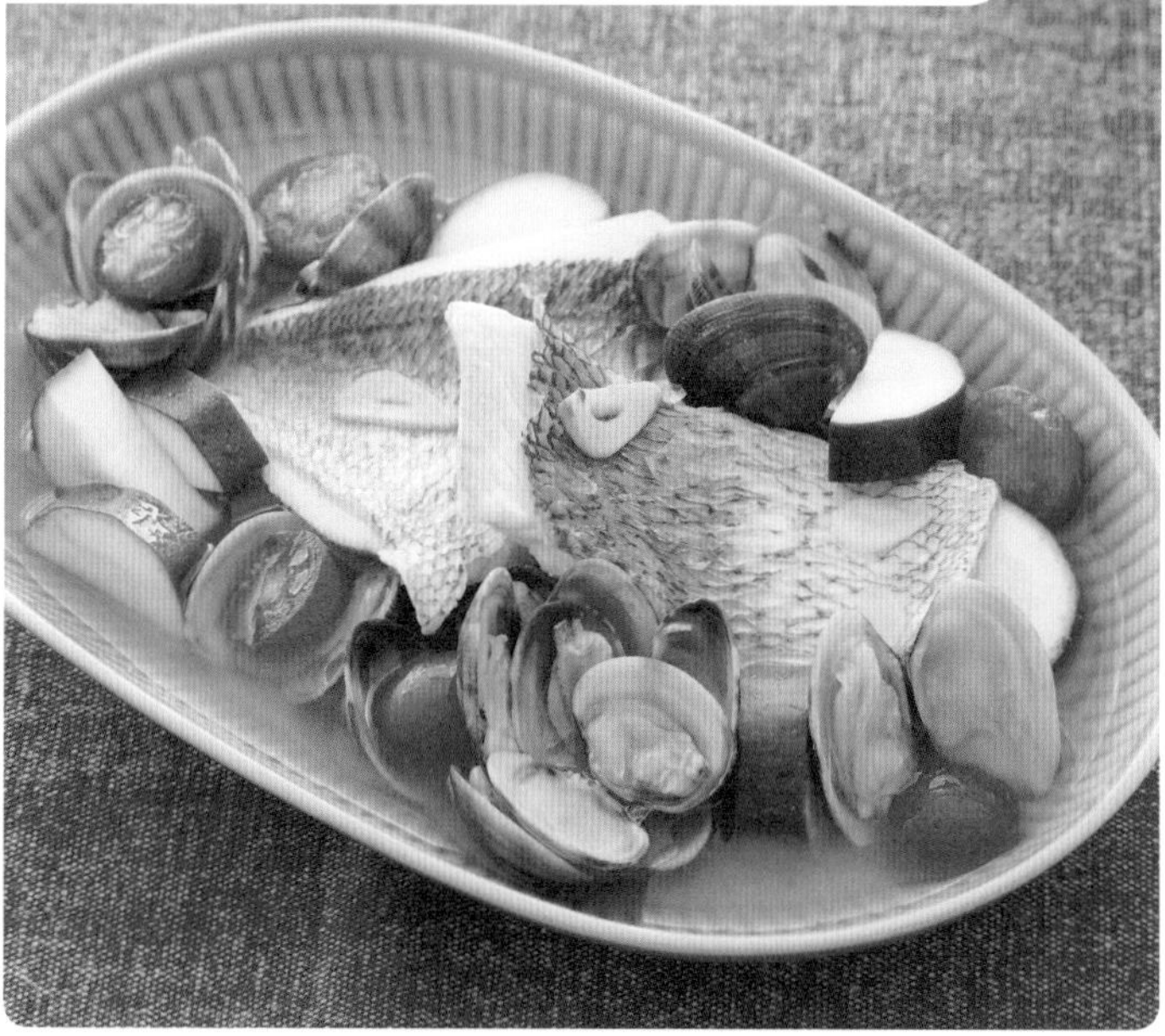

材料 2人分

- タイ切り身……2切れ
- Ⓐ 塩……小さじ½
- Ⓐ こしょう……少々
- ニンニク……1片
- ミニトマト……6個
- あさり……14粒
- ズッキーニ……¼本
- 水……300ml
- 酒……大さじ2
- 塩……小さじ¼
- オリーブ油……大さじ1

［作り方］

❶あさりは砂抜きをして、こすり洗いする。タイにＡをふり10分おく。
水分が表面に出てきたらペーパーでふく。ニンニクは薄切りにする。
ミニトマトはヘタをとり横半分に切る。ズッキーニは8㎜の厚さの半月切りにする。
❷フライパンにオリーブ油を熱し、ニンニクを入れる。
香りが出たらタイを両面こんがりと焼く。
酒、水、あさり、ミニトマト、ズッキーニ、塩を入れて蓋をし、中火で5分煮る。

少しだけ具を大きく切ることで、
噛むことを意識してもらうことも大事。

少しだけ具が大きいシチュー

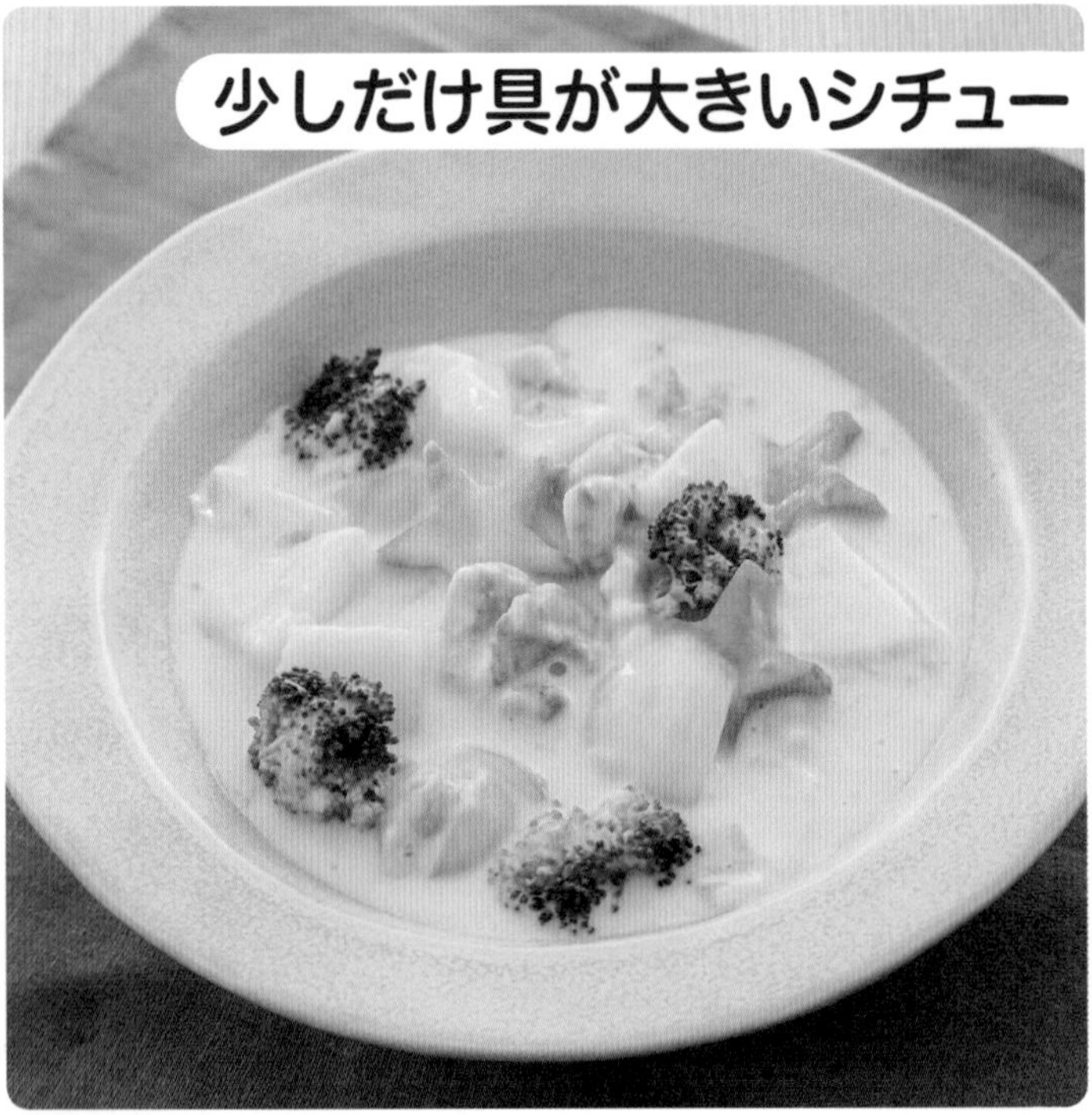

材料 2人分

- 鶏もも肉……½枚
- Ⓐ［塩……小さじ½
- Ⓐ［こしょう……少々
- 玉ネギ……½個
- ニンジン……⅓本
- ジャガイモ……1個
- 薄力粉……大さじ2
- ブロッコリー……6房
- 牛乳……2カップ
- 塩……小さじ½
- オリーブ油……小さじ2
- バター……10g

［作り方］

❶鶏肉、玉ネギ、ジャガイモは、ひとくち大に切る。鶏肉はAで下味をつける。ニンジンは8mmの厚さの輪切りにしてから、星型で抜く。

❷鍋にオリーブ油を熱し鶏肉を炒め、色が変わったら、玉ネギ、ニンジンを加え炒める。玉ネギが透き通ってきたら、ジャガイモを入れて炒め火を止め、薄力粉をふるい入れて全体を混ぜる。

❸牛乳を加えて中火にかけ、ときどき混ぜながら弱火で10分煮る。ブロッコリー、塩、バターを加えて5分煮る。

字を覚えながら、楽しく食事ができます。
ケチャップで文字を書いてあげるとき、
そうりは横でワクワクしています。

おなまえオムライス

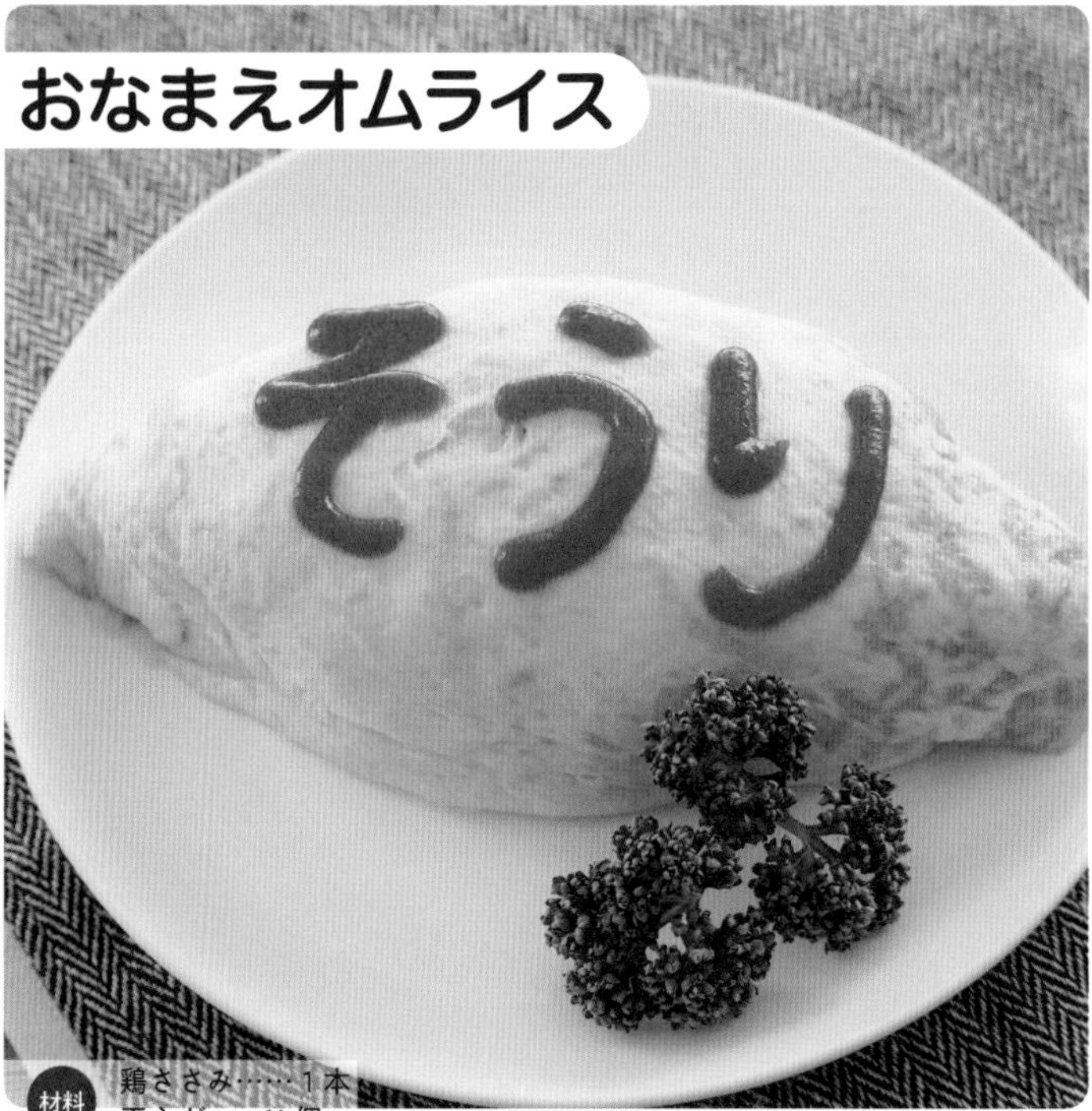

材料 2人分

鶏ささみ……1本
玉ネギ……1/4個
コーン……30g
あたたかいごはん……2膳分
塩、こしょう……少々

ケチャップ……大さじ3
Ⓐ
- 卵……4個
- 牛乳……大さじ2
- 塩……少々

ケチャップ　飾り用……適量
オリーブ油……適量
パセリ……適量

［作り方］

❶鶏肉、玉ネギは1cm角に切る。ボウルにAを混ぜ合わせる。

❷フライパンにオリーブ油を熱し、鶏肉を炒める。
色が変わったら玉ネギを加えて炒める。玉ネギがしんなりしたら、ごはん、コーンを入れて炒める。塩、こしょう、ケチャップを入れて炒め合わせる。

❸小さめのフライパンに、オリーブ油を熱し強火にして、
半量のAを一気に入れて中火にする。全体を菜箸で少し混ぜて半熟になったら、中央に②を半量のせ、卵で包む。同じようにもう1個作る。

❹皿に盛り、ケチャップで名前を書く。パセリを添える。

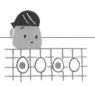

そうりの一番の好物のカレー。
カレーの香りに気づくと
とてもうれしそう

必ずおかわりのキーマカレー

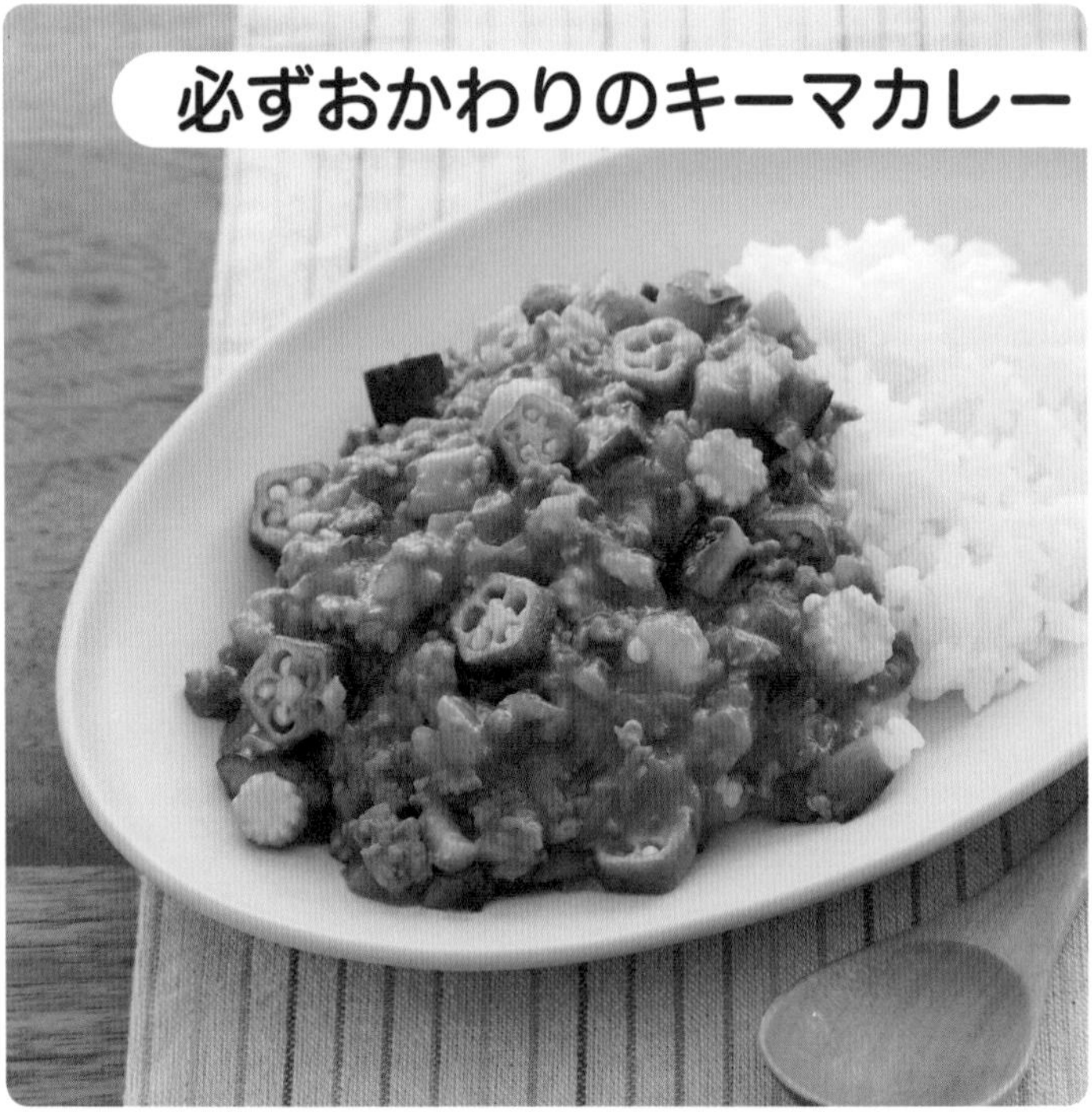

材料 2人分

合びき肉……120g
玉ネギ……1/2個
オクラ……２本
ヤングコーン……２本
ナス……１本
水……１カップ
カレーのルウ……２人前分
ごはん……２膳分
油……適量

［作り方］

❶玉ネギはみじん切りにする。オクラは板ずりし、ヤングコーンと共に５㎜幅の小口切りに。ナスは１cm 角に切る。

❷フライパンに油を熱し、ひき肉を炒める。色が変わったら、玉ネギ、ナスを炒めしんなりさせる。
水、オクラ、ヤングコーン、ルウも加え、水分がなくなるまで約５分煮る。

❸皿にごはんをのせて、②をかける。

お餅は喉に詰まるのがとても心配。
しゃぶしゃぶ用のお餅をカットして使います。

ペラペラ餅のお雑煮

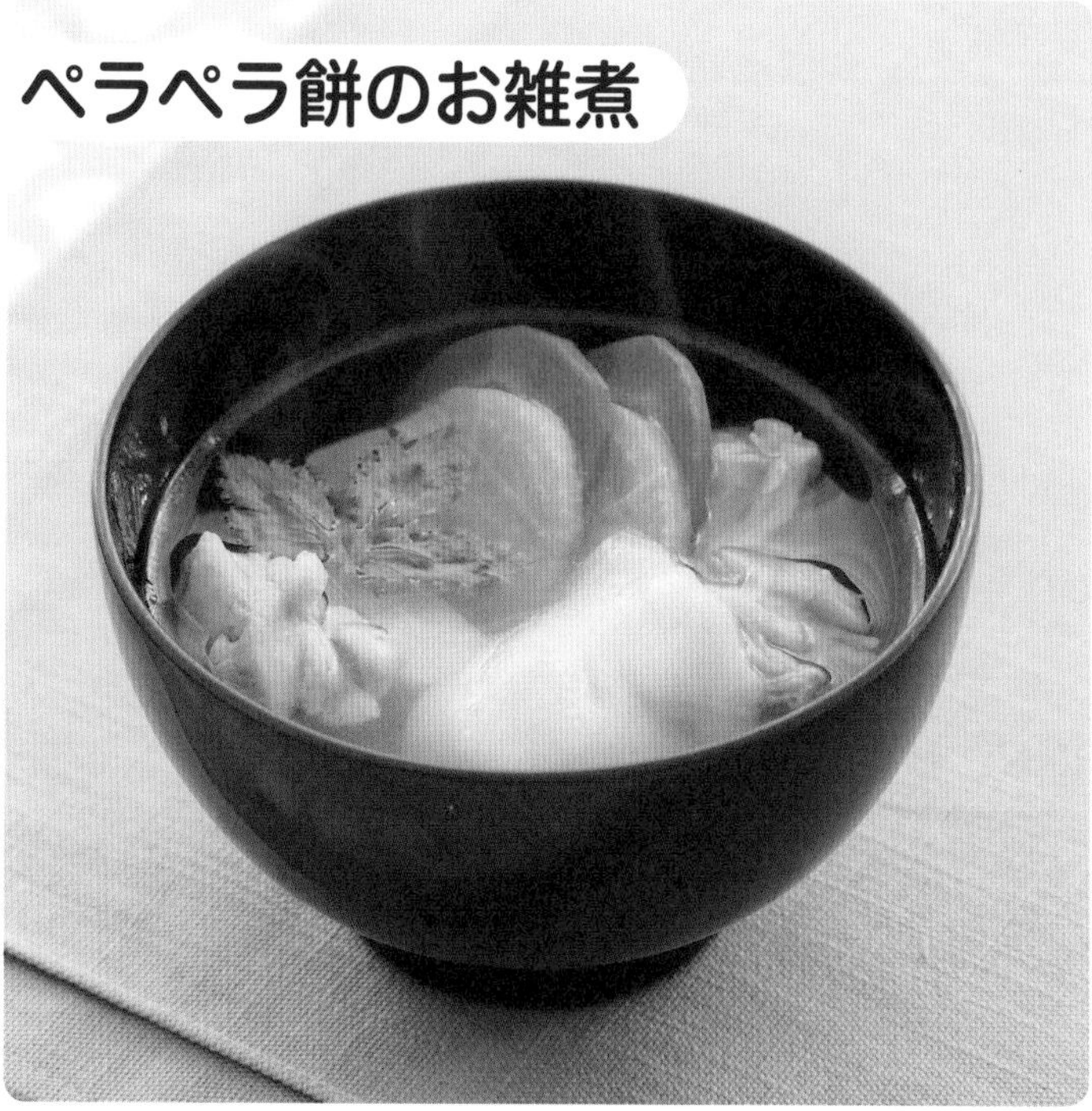

材料 2人分

鶏もも肉……¼枚
ダイコン……50g
金時ニンジン……50g
だし汁……2カップ
酒……大さじ1
塩……小さじ¼
みつば……2本
しゃぶしゃぶ用の餅……2枚

［作り方］

❶鶏肉は2cm角に切る。ダイコンとニンジンは小さめで薄い輪切りにする。みつばはざく切りにして、餅は2等分に切る。

❷鍋にだし汁、鶏肉、ダイコン、ニンジンを入れて中火にかけ、煮立ったら蓋をして弱火で5分煮る。酒、塩を加え、餅を入れ火を通す。最後にみつばを飾る。

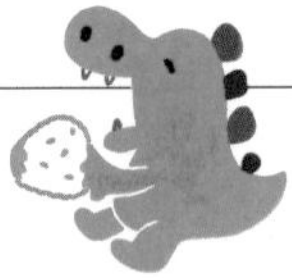

うちは関西出身の夫婦なので、恵方巻きは外せない。
でも、太巻きはそうりにはハードルが高すぎるので、
細巻きにしてカットします。

恵方巻き だけど細巻き

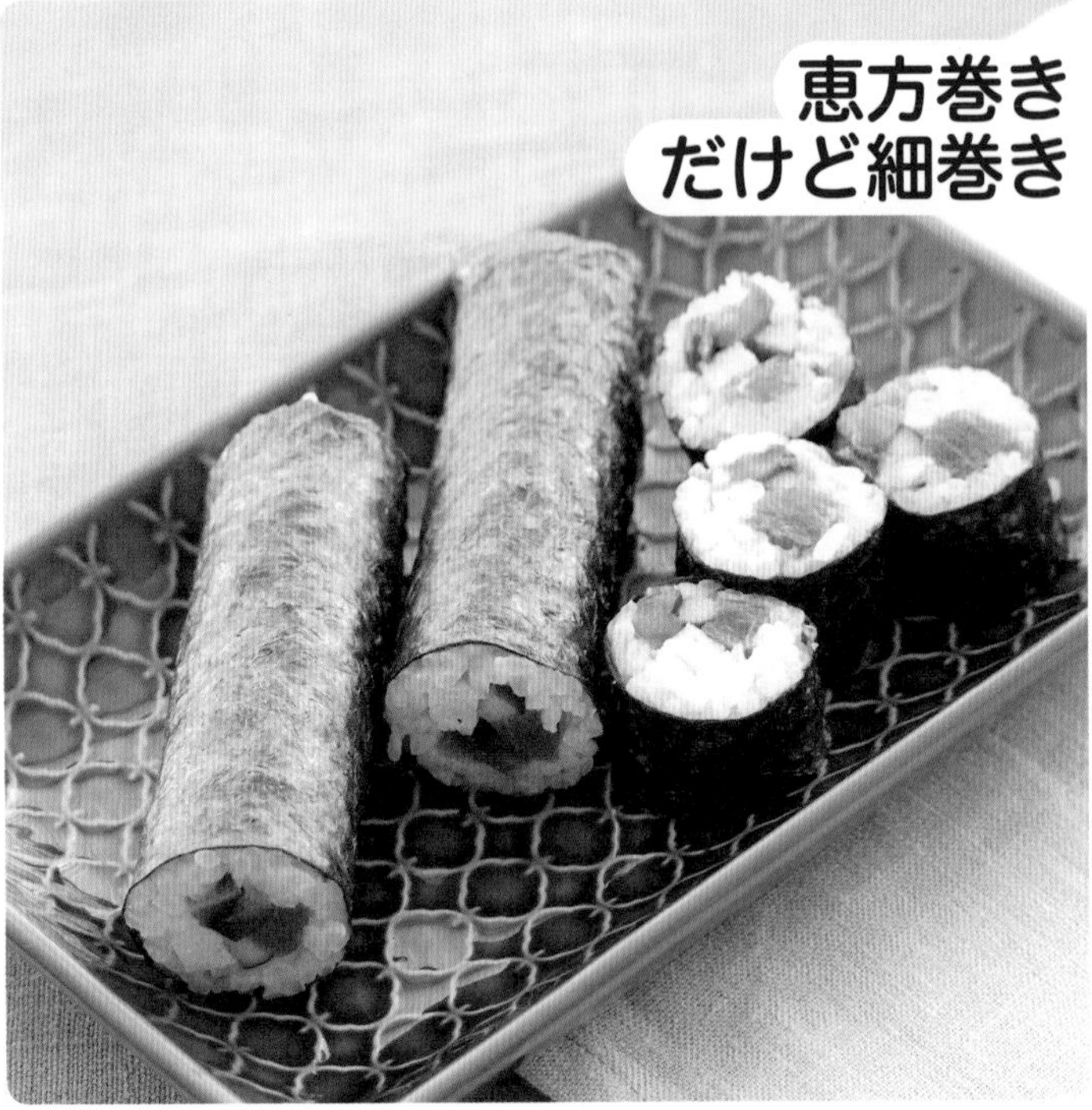

材料 4本分

マグロ刺身……80g
キュウリ……¼本
干ししいたけ……4枚
Ⓐ
- しょうゆ……大さじ1
- みりん……大さじ1
- 砂糖……大さじ1
- 干ししいたけの戻し汁……100ml

卵焼き……
（卵1個、みりん小さじ2、塩少々で焼く）
硬めに炊いたあたたかいごはん……2膳分
Ⓑ
- 酢……大さじ2
- 砂糖……小さじ2
- 塩……小さじ½

焼きのり……4枚

［作り方］

❶干ししいたけは水で戻し、薄切りにしてAで汁気がなくなるまで煮る。
❷マグロ、キュウリ、卵焼きは棒状に切る。ごはんはBと一緒に混ぜる。
❸のりを巻き簾、またはラップの上に置き、ごはんを手前半分ぐらいに平らにのせる。手前2cmぐらいのところに具を横に置いて、手前から巻いていく。4本作る。

子どもたちにいちごを飾ってもらいます。
どんなに雑でも完成させることが大事。
サンタに見立てたいちごで楽しさアップ！

いちごサンタのロールケーキ

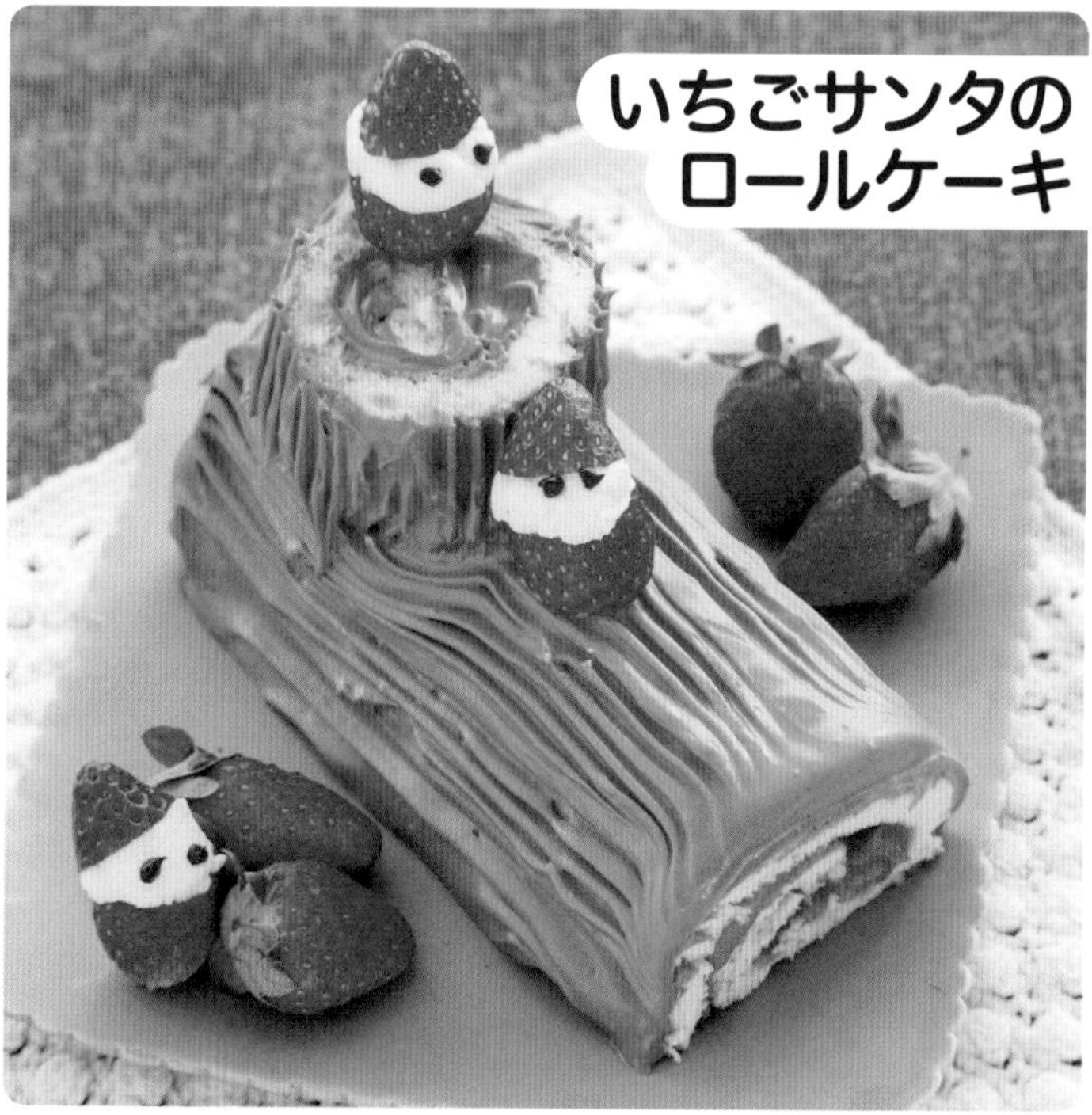

材料 1本分

- スポンジ生地（材料・作り方は P97 参照）
- チョコレート……100g
- 生クリーム……200ml
- シロップ（※）
- いちご……7個
- ホイップクリーム……適量

［作り方］

❶スポンジ生地を作り、粗熱をとっておく。

❷チョコレートを湯煎で溶かし、飾り用に少しとっておく。粗熱がとれたら氷水をあてながら、生クリーム半量と一緒に泡立て、残りの半量も入れて8分立てにする。

❸①の全体にシロップをぬり、その上から②のクリームをぬる。手前から巻いてロールケーキを作る。表面にも②のクリームをぬり、フォークで筋を描く。3㎝幅に1枚切りロールケーキの上にのせる。

❹いちごの上を帽子に見立てて切り、間にホイップクリームを挟んでサンタを作る。②で残したチョコレートで目を描いてケーキに飾る。

※シロップ……砂糖大さじ2と水 50ml をひと煮立ちさせて作る。

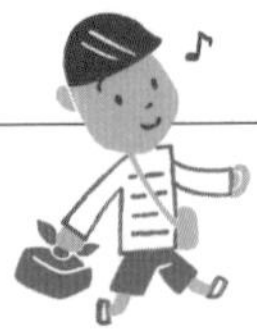

数字の２はなぁ〜に？
お池のがちょう♪
毎年、年齢の数字のケーキでお祝いしてます

数字のバースデーケーキ

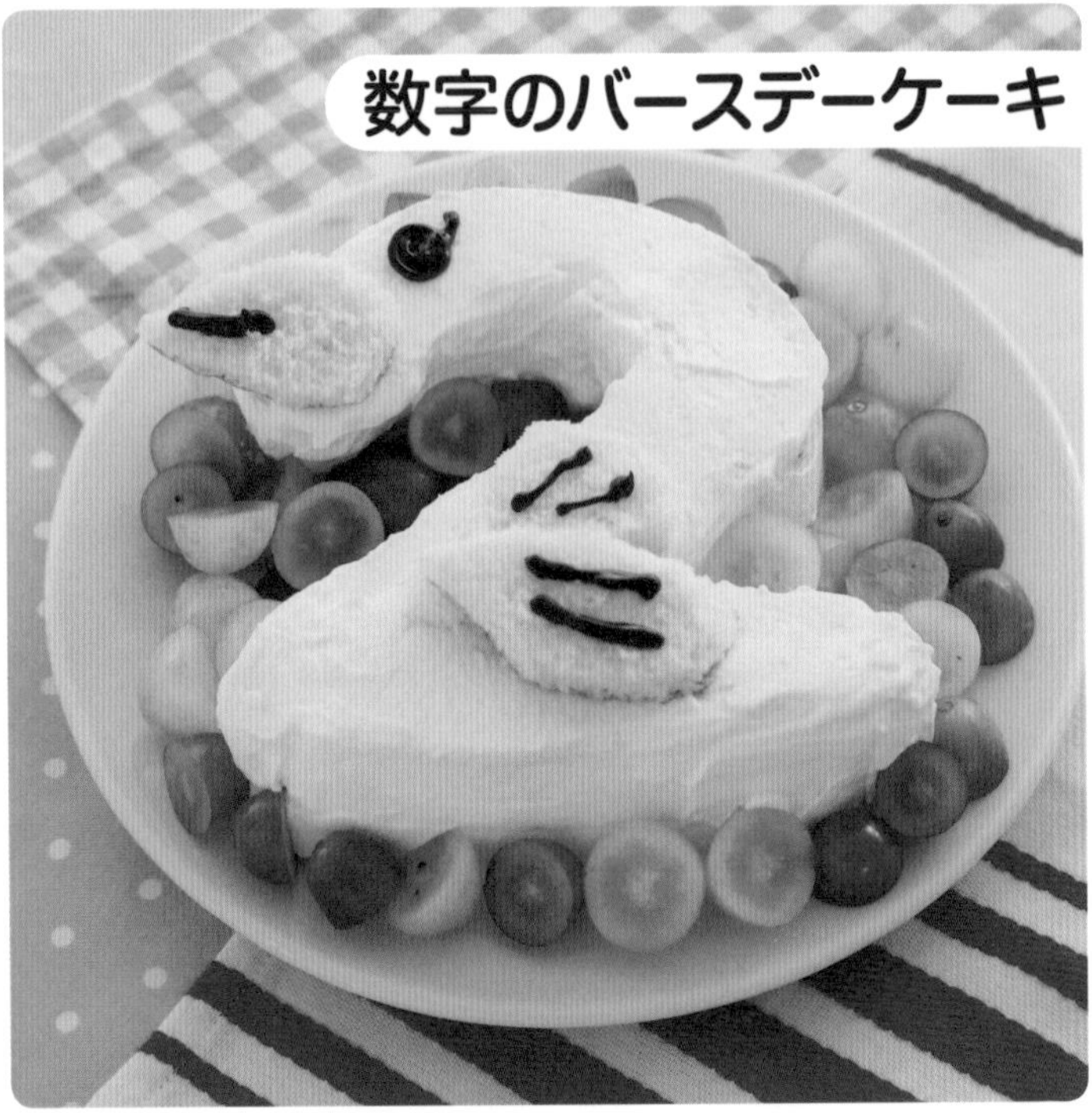

材料
18cm
丸型

スポンジ生地（材料・作り方は P97 参照）
Ⓐ 生クリーム……150ml
Ⓐ 砂糖……大さじ１
Ⓐ バニラエッセンス……少々
フルーツ（誕生月に買える好みのものでOK／写真はぶどう２種）……適量
チョコペン……適量

［作り方］

❶スポンジ生地を作り、粗熱をとっておく。
❷ A を氷水にあてながら混ぜて、７分立ての生クリームを作る。
❸①のスポンジを数字の「２」に包丁で切りとる。厚みを半分に切り、生クリームとフルーツ（飾り用の分を残しておく）をサンドして全体に生クリームをぬる。
❹残ったスポンジでガチョウのくちばしや羽を形どり、チョコペンで目などを描く。フルーツを飾る。

スポンジ生地の作り方

「いちごサンタのロールケーキ」（P95）と
「数字のバースデーケーキ」（P96）の
スポンジ生地の作り方をここで紹介します。

いちごサンタのロールケーキのスポンジ生地（P95）

材料 1本分

卵……2個
グラニュー糖……45g
薄力粉……40g
バター（食塩不使用）……10g
牛乳……10g

［作り方］

❶天板にオーブンペーパーを敷き詰めておく。薄力粉はふるっておき、バターは溶かしてボウルに入れ牛乳と合わせておく。170度にオーブンを予熱しておく。
❷卵は卵黄と卵白とに分けて、卵黄にグラニュー糖1/3量を入れて白っぽくなるまでホイッパーで混ぜる。卵白はハンドミキサーで泡立て、残りのグラニュー糖を2回に分けて入れてその都度混ぜる。ツノが立つまで泡立てたら、卵黄のほうに半量を入れゴムベラで混ぜ、混ざったら残りも混ぜる。
❸薄力粉をふるいながら入れて泡が消えないようにさっくりと混ぜる。
❹バターと牛乳が混ざったボウルに③を1/4量入れて混ぜる。さらに③の残りを混ぜ合わせる。天板に流し入れて平らにして、オーブンで約15分焼く。

数字のバースデーケーキのスポンジ生地（P96）

材料 18cm丸型

卵……2個
グラニュー糖……60g
薄力粉……60g
バター（食塩不使用）……10g
牛乳……10g

［作り方］

❶型にオーブンペーパーを敷き詰めておく。薄力粉はふるっておき、バターは溶かしてボウルに入れ牛乳と合わせておく。170度にオーブンを予熱しておく。
❷大きめのボウルに卵をときほぐし、グラニュー糖を2回に分けて入れて、都度ハンドミキサーで混ぜる。湯煎にかけて人肌になるまで混ぜ、泡の筋が残るぐらいしっかりと泡立てる。
❸薄力粉をふるい入れ、ゴムベラで泡が消えないようにさっくりと混ぜる。
❹バターと牛乳が混ざったボウルに③を1/4量入れて混ぜる。さらに③の残りを混ぜ合わせる。型に流し入れて平らにして、オーブンで約20分焼く。

夕ごはんにもう１品の簡単レシピ

そうりのお腹が空いていて、
急いで作らないといけないとき重宝するレシピです。
どれも 10 分以内で出来上がり！

小さく焼いたお好み焼き

大好きなお好み焼き。
豚肉は噛み切りにくいので食べやすい
長さに切るのもポイントです。

材料
キャベツ……４枚
豚バラ肉……２枚
卵……１個
薄力粉……80ｇ
だし汁……60ml
万能ネギ……２本
ソース……適量
マヨネーズ……適量
油……適量

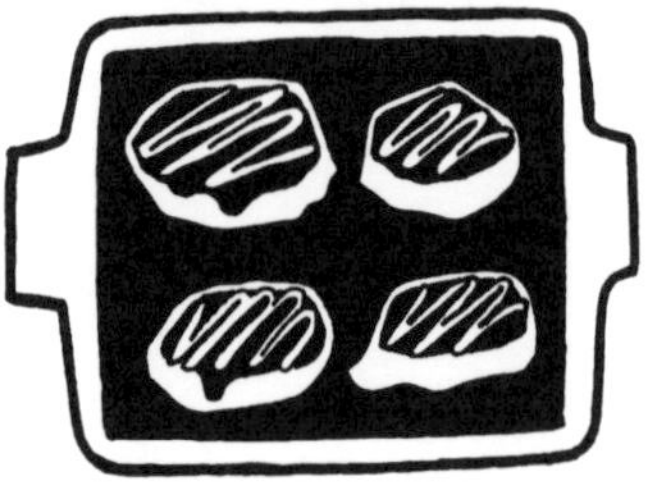

［作り方］
❶キャベツはみじん切りにする。万能ネギは小口切りにする。
豚肉は３cm 長さに切る。
❷ボウルに卵、薄力粉、だし汁を入れて混ぜ、キャベツ、万能ネギも混ぜる。
❸フライパンに油を熱し、②を小さい円になるように流す。
上に豚肉をのせて、両面焼く。ソース、マヨネーズをかける。

野菜のスムージー

夕ごはんの準備をしているとき、
空腹を少し満たしてくれる。
食後のデザート代わりにも。

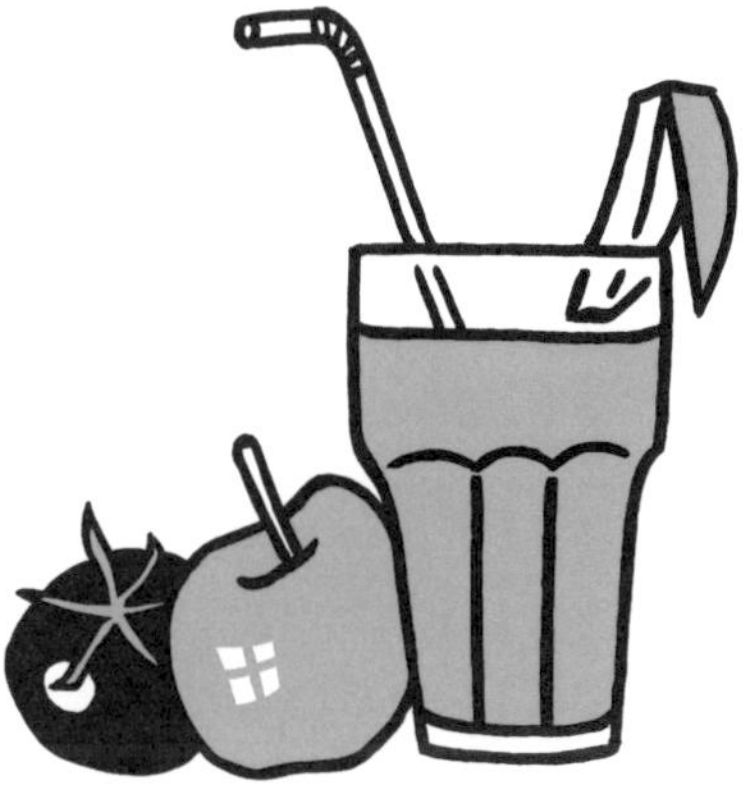

材料
ニンジン……¼個
トマト……½個
リンゴ……¼個
水……100ml
はちみつ……小さじ1

［作り方］
❶ミキサーに全ての材料を入れて攪拌する。

サバ缶スープ

サバ缶の汁ごと使うので、
うま味もあり、だしいらず。
忙しい平日にサバ缶が大活躍です。

材料
サバ缶（水煮）……1缶
小松菜……1株（3cm長さに切る）
水……2カップ
みそ……大さじ1

［作り方］
❶鍋にみそ以外の具を入れて中火にかけて煮立ったら、みそをとく。

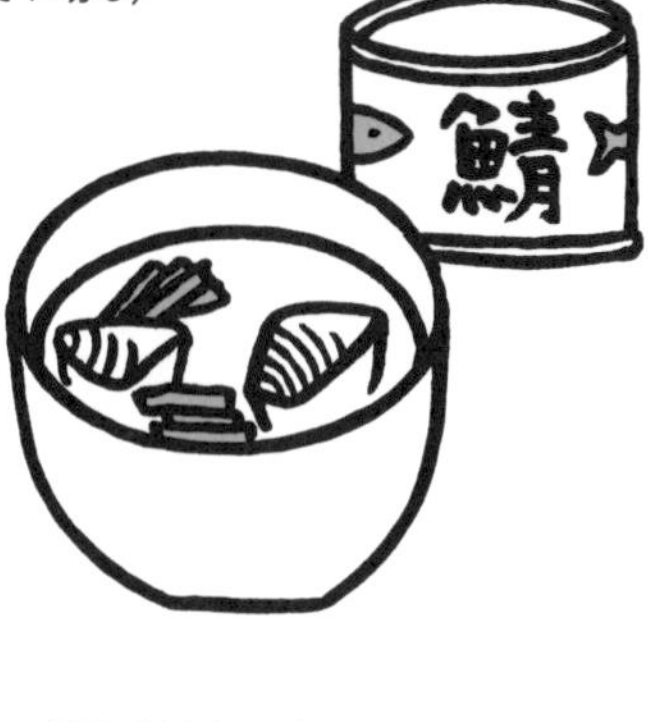

あっ！という間の手間いらず「レンジでチン！レシピ」

鍋もフライパンも使わずに
子どもの大好きメニューができちゃう。
材料を混ぜるだけ、あとはレンジでチン！
夕ごはんまえの忙しいときにはよく使います。

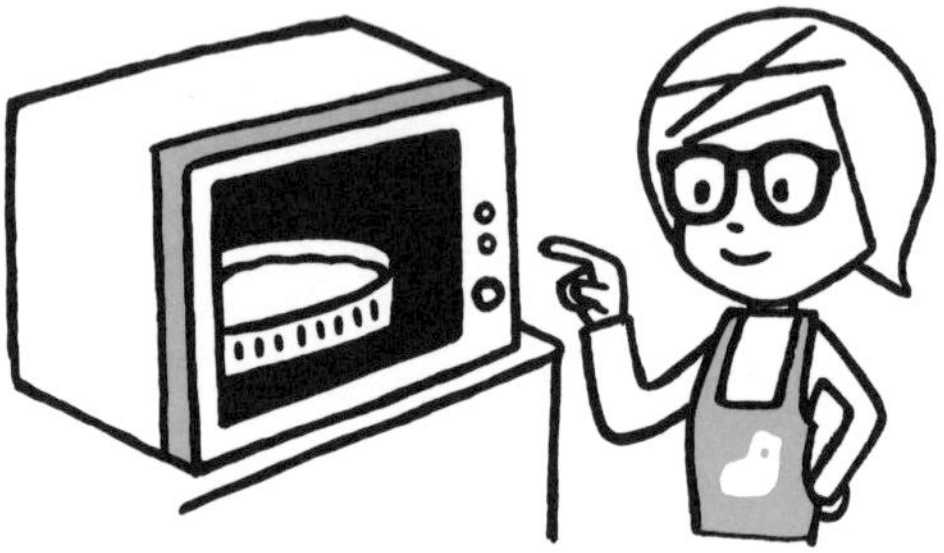

レンジ蒸しとうもろこし

とうもろこし１本はラップをしてレンジで４分加熱する。芯から粒を削ぐこともあれば、輪切りにして、かじる練習をさせることも。粒の場合は熱いうちにバターを混ぜる。

さつまいもポテサラ

さつまいも１本（300g）を２cm角に切って水にさらし、耐熱ボウルに入れてラップをしてレンジで５分加熱する。薄切りにした玉ネギ1/4個を少々の塩でもんでしんなりさせて水にさらし、水気をしっかり切る。さつまいもを熱いうちにフォークでざっくりつぶして塩、こしょう少々をふり、玉ネギと、マヨネーズ大さじ４を混ぜる。

蒸し鶏

鶏むね肉1枚に塩小さじ1/2をもみ込み、耐熱皿にのせて、酒大さじ1を全体にかける。ラップをしてレンジで3分加熱。ひっくり返して3分再度加熱する。蒸し鶏を細かく裂いて、細切りにしたレタスと一緒にごま小さじ1とマヨネーズ大さじ2で和える。

ピーマンの和え物

ピーマン4個を細切りにし、耐熱ボウルに入れる。ごま油小さじ1/2、しょうゆ小さじ1、糀甘酒小さじ2をかけてラップをしてレンジで1分加熱する。

レンジ茶碗蒸し

だし汁1カップに卵1個、塩小さじ1/4を混ぜる。ザルでこして、耐熱ボウルに入れて、しいたけ薄切り1枚、かまぼこ2枚を入れラップをする。レンジ200wで8分加熱する。

ちぎりキャベツ

キャベツ3枚を食べやすい大きさに手でちぎって、耐熱ボウルに入れラップをしてレンジで1分加熱する。塩昆布10g、ごま油小さじ2と和える。

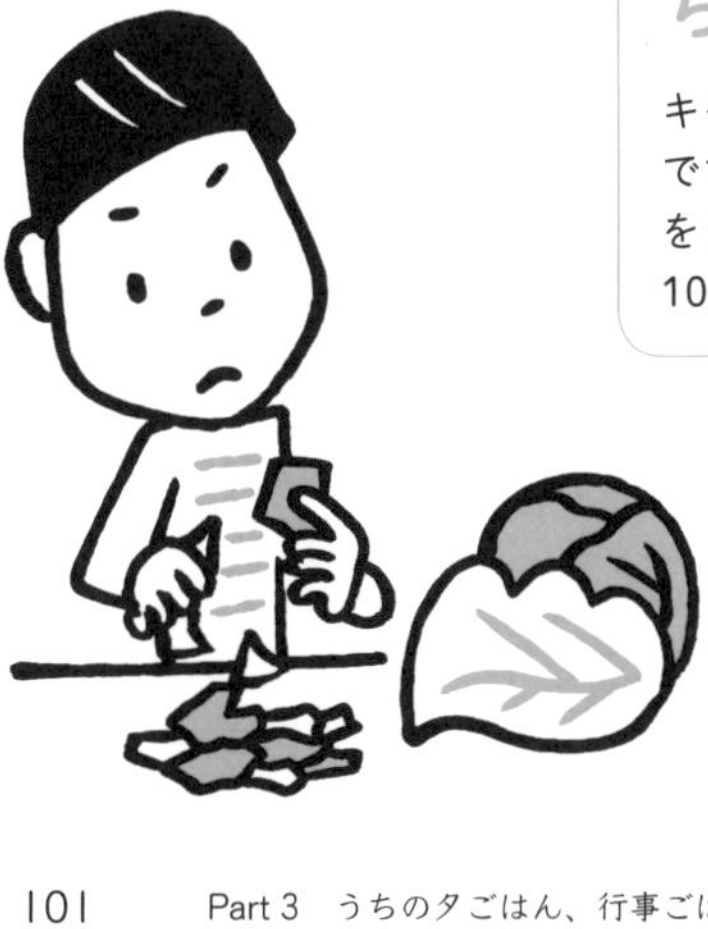

そうりの成長

かんり誕生～小学3年生

次男、かんりが生まれた

そうりが年長さんの6歳のときに、かんりが誕生。
そうりに弟が誕生することを
ちゃんと理解してほしくて、お腹にいるときから、
ここに赤ちゃんがいるんだよといいながら
お腹をさすってもらったりしていた。
少しはわかってくれるかな？

生まれる瞬間を見れば、きっと理解できるかもしれない。
そんな願いで、そうりにも出産に立ち会ってもらった。

そうりが、分娩室のドアの下からのぞいているのが見えた。
いつもと違う服を着るのもパニックになることがあるので、

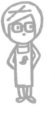

立ち会い用の手術服のような服を着れるかな
なんて不安もあったから、
お父さんと一緒の黄色い立ち会い用の服を着た姿を見てホッとした。

わたしのいきんでいる姿を見て、横で不安と悲しい様子。
ちょっぴり泣きながら「頑張れー」という声が聞こえた。
計画分娩だったため、立ち会ったのは1時間ぐらい。
お父さんに抱っこされながら、ずっとわたしの頭の横にいてくれた。

泣いているかんりを見て、
「赤ちゃん、泣かないで」といいながら、
そうりも一緒に泣いて、恐る恐るかんりをさわる。
背中をトントンとたたくような仕草。
保育園で覚えてきた、寝かしつけのお手伝い。
一気にお兄さんの誕生。

そうり、小学校へ行く

保育園の卒園もあと数か月にせまったころ、
わたしと夫は、そうりの小学校を特別支援学校*に決めた。
まったく調べていなかったわたしは、
特別支援級*のほうがいいのかな？
途中から普通級に行けないのかな？
なんて、一瞬思っていた。
でも支援学校と支援級、両方見学に行って納得した。
支援級は集団行動がとれないと難しそう。
そうりが席について、黒板に向かうことができるとは思えなかった。
一方、支援学校は「自立が目的」と聞いて、とても納得した。
小学校で何を学ぶか、細かいことは置いておいて、
「自立」という言葉に心をつかまれた。

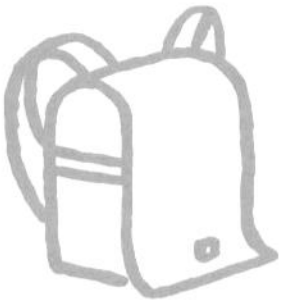

＊特別支援学校は、障害のある児童を対象とした学校。
特別支援学級は、通常の小学校の中に設置された、障害のある児童のための学級。

特別支援学校の入学式。4月だけど寒かった日。
かんりを抱っこして、家族4人みんなで行った。
制服はないので、そうりはブルーのスーツでおめかし。

そうりと同じような悩みを持っている子、
また違った悩みを持っている子。
そんな子どもたちが、ここまでたくさんいるのを見たのは初めて。
どこか、ホッとしてしまうところがあった。
担任の先生がそうりを迎えにやって来た。
初めての人には警戒するはずが、
先生に自然と手を引かれるそうりを見て、成長を感じた。
先生が子どもたちの扱いに慣れている感じも手にとるようにわかり、
とても心強かった。

集合写真を撮ったけど、全員いろんな方向を向いている。

今日あったこと

学校での取り組みのおかげで
メキメキといろんなことができるようになった。

保育園のときは、先生の言葉や連絡帳を読んで、
こんなことができるんだと知ることしかできなかったけれど、
小学校に入って、学校の話や先生や友だちの名前が
そうりの口から出てきたり、
「こくごさんすうした」と学校の出来事も教えてくれる。
何より、今日あったことを
ふり返ることができることに感動した。
クラスメイトと遊べるようになってきた。
そうりの社会性が一気にのびた1年生。

一風変わったお出かけ

学校に行き出して、
「愛の手帳*」というものがあることを知る。
その手帳があれば、いろんな支援が受けられる。
受けとるためには、知的障害の判定を受けなくてはならないので、
あえて申請しない人もいるらしい。認めたくない気持ちもわかる。
でも、わたしは受けとってよかったと思っている。

そうりは、水族館や動物園などに行っても、
何を見ればいいのかわからないのか、まったく興味なしだ。
今でも水族館は一直線に走って終わることがある。
人混みの中を駆け抜ける遊びか？
というほど、魚の存在すらわからぬまま終わる。

＊療育手帳の名称

動物園は臭いとだけいう。
ただ、車で移動できるサファリパークは、
車の近くまで動物が来てくれるので、
見ざるを得なくなり、興味がわいたようだ。
あ、あ、あ、と指をさしたのが初めてでうれしかった。

何がいいたかったかというと、
そんな水族館や動物園に、
愛の手帳の制度のおかげで行きやすくなったのだ。

そうりはどう思っているかは、正直なところはわからない。
でも何事も経験が大事だと思っているし、
リアルに匂い、温度、風などを体感してほしい。
何に興味があるのかをそこで気づかせてくれる。
それは、そうりの成長を見ていて思うこと。

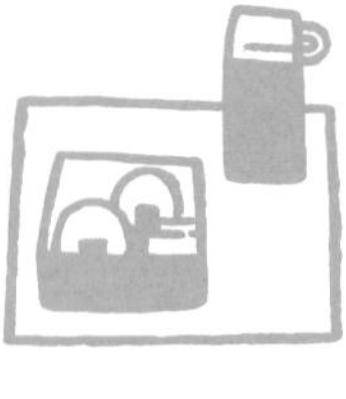

敏感という、そうりの感覚

小学校2年生のときにあらためて
そうりの発達について診てもらう機会があった。
「自閉傾向にある発達遅滞で、感覚過敏が強い」
どれもこれまで指摘を受けていたことなのだけど
「感覚過敏」という言葉を通すことで、
そうりのいろんな行動や反応につじつまが合った。
3歳になるまでおもちゃを持たなかったのも、
手で物に触れるのが気持ち悪かったから。
歩けなかったのも、つま先しか、地面につけたくなかったから。
できないのではなく敏感すぎて、気持ちが悪かったのだ。
わたしたちが普段いやだと思う黒板のキィーという音。
あの感覚がそうりにはたくさんあるらしい。

そうりは匂いにも敏感で、

「コーヒーの匂いがする」

「お魚の匂いがする。いい匂い」という。

最初に好きになった匂いは焼き魚の匂い。
学童の帰り道は、いろんなお宅から夕飯の匂いがしてくる。
それは、ごく当たり前の匂い。
帰宅を急いでいるわたしには、
もはや話題にすることもない。
そんなわたしにそうりが、
「お魚いい匂いする」という。
聞き間違えかと思い、もう一度聞く。
「お魚いい匂い」間違いなくいっていた。
こんなちょっとしたことにも気がつく、
そうりの感性に感動した。

弟に影響されるお兄ちゃん

かんり（次男）はそうりと真逆。
食欲が旺盛で、2歳ともなれば、お菓子をあげれば、
たいがいのことは解決してしまう。
そうりにはそれがなかった。

でも、ある日「チョコ食べたい」といってきた。
それからは、かんりにつられてか、
そうりも口癖のように食べたいというようになった。
で、お菓子をわたすといらないという。
いいたいだけ。
でもそれでも「〇〇したい」ということが
今までなかったのでうれしかった。

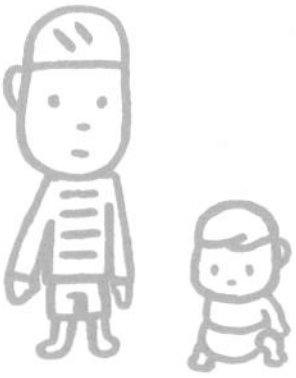

Part 4
食事の「こまった」を解決

子どものごはん支度が楽になる５つの視点

子どもの「食べられない」で、こまっているみなさんへ。
子どもの偏食にくわしい田部絢子先生に、
そうした悩みが軽くなる付き合い方を聞きました。

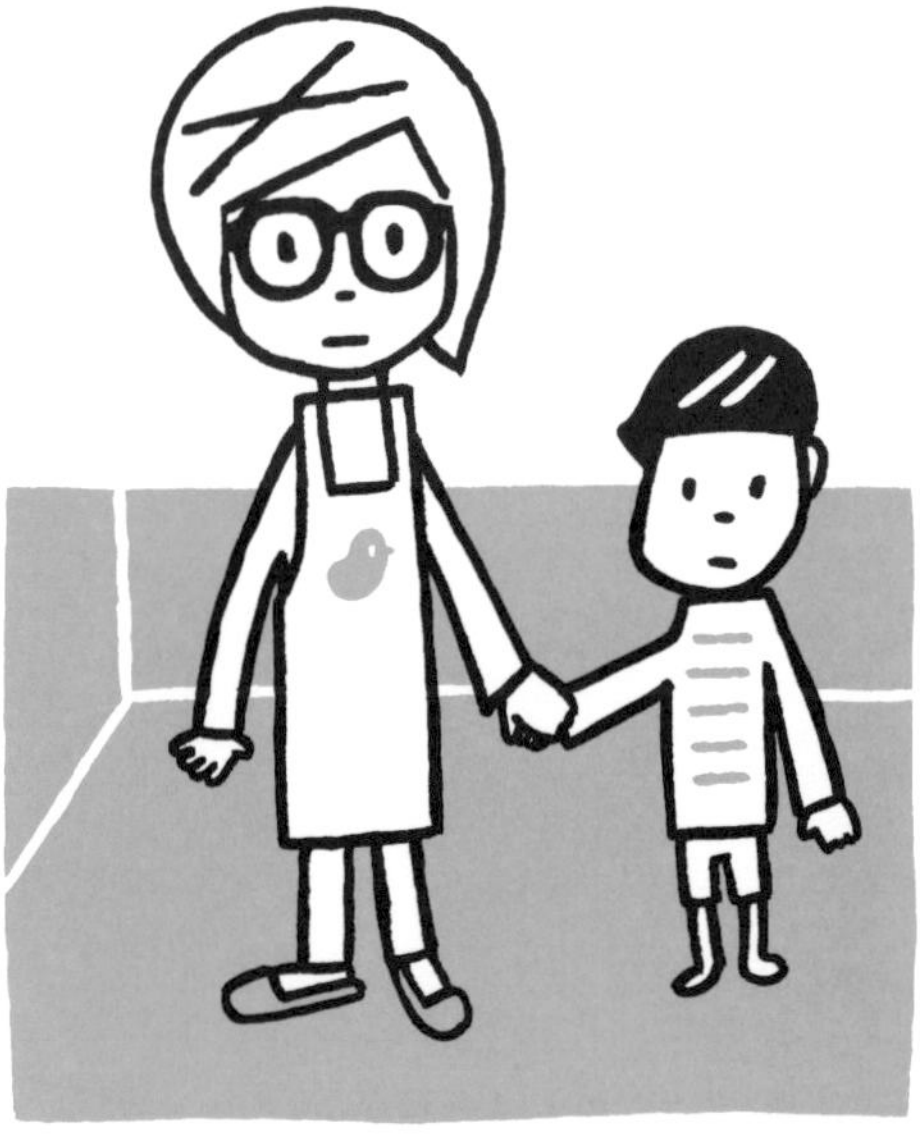

「なんで食べないの？」と焦らなくていい

今、食事に偏りがあることで健康が脅かされていないのであれば、親も子もあせらなくても大丈夫というのがわたしのスタンスです。

発達障害や感覚過敏の特徴のあるお子さんの食の問題はよく見られますが、障害の有無は関係なくどのお子さんでも、「食べられない」にはさまざまな要因が絡んでいます。大人の価値観では想像しえなかった点が関わっていることも十分ありえます。

子どもの「食べられない」に寄り添うには、「どうして（これしか）食べないの？」以外の発達を支援するような考え方が必要になります。新しい見方ができると、食事の時間の雰囲気や向きあい方も変わります。次に挙げる5つの視点がその助けになるでしょう。

お話を聞いたのは　**田部 絢子 先生**

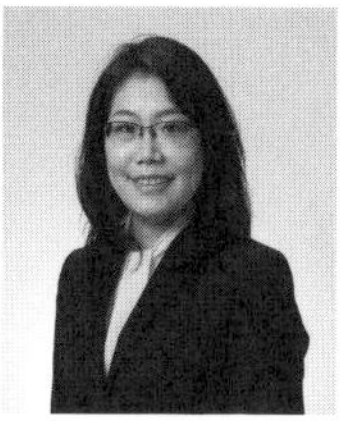

たべあやこ●1980年生まれ。金沢大学人間社会研究域 学校教育系 准教授。東京学芸大学大学院博士課程修了。博士（教育学）。専門である特別支援教育・特別ニーズ教育の中でも、食の問題について、当事者への調査研究に力を注いでいる。『発達障害等の子どもの食の困難と発達支援』（風間書房・共著）ほか。

視点 1

「食事は日々の楽しみ」は大人の言い分

実は「食べる」ということは、生物の本能としては、不安や緊張を伴う行為です。

異物をどんどん体の中に入れるわけですから、本来、怖がったり、確認したりしながら行う必要があることです。

大人は経験や知識を積み重ねながら、食に対する安心を高めていくので、食べること自体にストレスを感じることはあまりありません。例えば、青色の食べ物は「おいしそうには感じない」のが本来備わっている感覚です。チョコミントアイスやかき氷のブルーハワイをおいしく感じるのは、色から得られる感覚を「さわやかな味わい」や「食べたときの様子」などと合わせながら学習し、「おいしいもの」「好き」「また食べたい」と記憶します。こうしたことの積み重ねで、食事を日々の楽しみにしていきます。

一方、子どもはまだ経験がとぼしく、発達障害などで新しいことや知らないことに緊張を強めやすい（新奇恐怖）お子さんであればなおのこと、「食べる」といろいろな食べ物や食環境が掛け算のようにして迫ってくるので不安が増しやすいのです。そうして拒否反応が強まった結果、限定したものしか食べられなかったり、極度の拒絶として表れてくるとも考えられます。見方を変えると「安心できるものを安心できる場面や人のなかで、自分で選んだり、決めたりしたいという気持ち」が強いと言えます。

つまり、大人からすると「これしか食べない」と思えることが、その子にとっては「安心して食べられるものを選択している」。その子にとって白いご飯が「安心できるもの」であれば、混ぜご飯は「白くないご飯だから安心できない」可能性があるわけです。ほかにも、大人からすると「ちゃんと噛んで」と注意したいところ、その子にとっては「味が口のなかに広がる時間が長くなるのはつらいので、早々に飲み込む、流し込む」という自衛策であることもあります。

親からするとマイナス評価にとらえがちなことが、その子にとっては、食べていくための作戦であることも大いにありえます。

視点2

その目標は誰の目標？ 何のための目標？

子どもの食について、親も先生も、自分の経験や価値観をもとに指導してしまうものです。バランスよく、よく噛んで、三角食べをして……という目標それ自体は、栄養や成長の面からも望ましいことですが、それを目指したいからこそ、まずは食べられないことの本質に目を向けてみましょう。

食べられないというのは、最終的に見えている状態です。一緒に食べる人、食べる場所、聞こえてくる音、金属製スプーンの味や温度……これに安心できないのかもしれません。本人が安心できる状態が確保されれば、表出している「食べられない」状態もゆるやかになっていきます。

皆さんが体の調子が悪いときに、ストレスフルな仕事を押し付けられたと想像してみてください。「それどころじゃない」「どうして察してくれないの」という思い

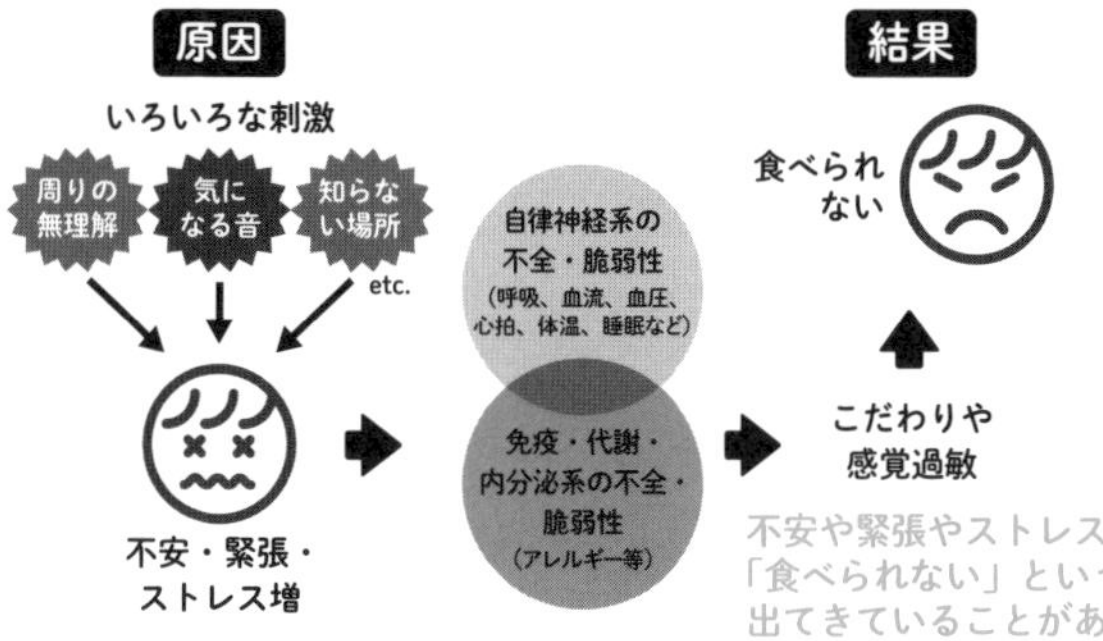

不安や緊張やストレスが、「食べられない」という形で出てきていることがある。

になりますよね。この「ストレスフルな仕事」が「食べること」にあたるわけです。手伝ってくれる人がいたり、仕事の量や内容を調整してくれたら、「それどころじゃない」気持ちが和らいで取り組んでみることができるのではないでしょうか。

子どもにいつも同じことを注意していると思ったら、その目標は誰の目標か、何のための目標か、ちょっと立ち止まって考えてみてください。親子であっても、親と子どもは別人格です。感覚も人それぞれ違うのです。

食に限らず、発達障害の子どもたちとその保護者が困っていることを調査した*ことがあります。子どもたちの困りごとのトップは「不安・ストレス・緊張が強い」「気にしすぎる傾向がある」、一方、保護者は「学習に困難がある」「姿勢が崩れがち」がまず最初にきていました。親がもっとこうなってほしいと思うことから解決しようとすると、子どもの想いとズレてしまうことがあるのです。

* 風間書房『発達障害の子どもの食の困難と発達支援』より

視点 3 お母さん・お父さんの手抜きは、子どもの息抜き

「工夫しても食べてくれないので、食べるものだけ与えるしかない」

子どもの食事に悩む保護者への調査*で最も多かった声です。「今までいろいろやってきた」という試行錯誤の日々が浮かび上がります。

ここで、視点1と2でお伝えした「安心できるものを安心できる場面や人のなかで自分で選んだり、決めたりしたい」「不安や緊張やストレスが『食べられない』という形で表出してくる」ことを思い出してみてください。常に食事に工夫を凝らしていると、毎回、味や見た目が変わりますから、子どもにとっては未経験の新しいものに挑戦することになり、安心できるとは言いにくいです。子どもは親の頑張りを感じてさらに緊張したり、負担になっているかもしれません。

これまでに私が出会ってきたお子さんでも、お母さんがどんなに努力してもうま

くいかなかったのに、ワンクッション置いて、祖父母が食べさせてみたところ、食の問題が緩和していったことがあります。

レトルトカレーしか食べない子に家で作るカレーも食べてほしいと、いろいろなルウや隠し味、スパイスを集めて試し続けたお母さんもいました。のちに本人に聞くと「毎回味が安定していなかったので怖くて手をつけられなかった」「レトルトカレーだけが安心できた」というのです。この例は、本人が思春期を迎え、お母さんの一生懸命さを鬱陶しく感じるということも重なっていたので、親子の想いのすれ違いを知り、本人も大人になっていく中で和らいでいきました。

私も制作に携わった『あっくんはたべられない―食の困難と感覚過敏―』*という絵本のあっくんは、感覚過敏も強くひどい偏食でしたが、お友達とのかかわりの中で食べられるものの幅がぐっと広がっていきました。

子どもの食事は、親だけが伴走者ではありません。周りの人や市販品に頼ることも、お子さんが安心できる食事時間にするための選択肢です。子どもに食べさせることで目いっぱいになっているかもしれませんが、気持ちを誰かに聞いてもらうことや、ご自分の食事や息抜きも大切にしてもらいたいと思います。

* 風間書房『発達障害の子どもの食の困難と発達支援』より
* あっくん作・髙橋智監修、世音社、2019年

視点 4

今は食べられなくていい、食は発達する

子どもの食は発達するので、食べられるものは大人になるにつれて広がっていきます。

過敏さはなくならなくても、学習と経験を重ねることで、認知の力が上がり、拒否反応は和らぎます。食品をバランスよく食べられることが望ましいのですが、はじめからそれを目指すのではなく、いま食べられる食品を多様な食感、調理法、味つけで食べられるように「深堀り」するのも一つの方法です。

視点3とのバランスが大事になってきますが、きっかけがあった時や子どもが準備ＯＫと思った時に「手をのばすものがある」ことも、保護者ができることです。一緒に献立を考えたり、買い物に行ったり、誰かのために作ったり……すぐに食べられるようにならなくても食を通したコミュニケーションや主体的な経験の蓄積が役立つときが必ず来ます。子どもがどのような気持ちでいるのかを聞いた上で、「今は食べられなくていい」と「たまにはこれも」を持ち合わせていけたらいいですね。

視点 5

味方は周りに増えている

子どもの食に悩む家庭をサポートできる取り組みが始まっています。

文部科学省は食に関する個別相談の対象に、偏食や食行動に問題がある、栄養や食が関係する疾患がある児童生徒を加えました。* 不安を改善するような指導を重視するとともに、栄養士、栄養教諭、養護教諭、特別支援教育コーディネーター、学校医など様々なスタッフと保護者が連携することを目指しています。

また、原因疾患がないにもかかわらず、咀嚼や嚥下がうまくできなかったり、構音の異常、口呼吸などがみられることがあります。これを「口腔機能発達不全症」といい、2018年から保険適用対象として歯科医に相談できるようになりました。日本歯科医学会は保護者の育児負担にも直結する問題として重視しています。

徐々に増えてきているこれらの相談先も活用しながら、子どもの声（想いや支援ニーズ）を傾聴し、子どもと大人が一緒になって考えていくことが大切です。

*「食に関する指導の手引―第二次改訂版―」（2019年3月）より

そうりの成長

現在・おわりに

キャンプでの出来事

そうりが5年生の夏、初めて、そうりと同じ年ごろの女の子が2人いる
家族とキャンプをしたときのこと。
そうりは夫と一緒にテントを立てていた。
お手伝いをしたいのだと思う。
自分ができることに喜びを感じているのか、紐を持ってきたり、
ハンマーで打ちつけるふりをしてみたり。
でも、なかなか、お友だちとの交流を好まない。
食事の準備をお友だちと一緒にしようとしたけど、
それも難しい。
一緒に食べようとしたら、
いやだったのか泣いてしまった。
パニックになって泣いているそうりを見て、

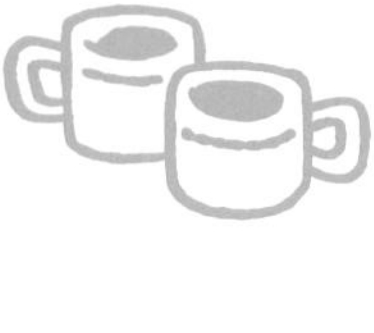

女の子が「なんで泣いているの？」と不思議そうに聞いてきた。
子どもたちは、そうりを見るとまっすぐに質問してくる。
なんで喋らないの？なんでごはんひとりで食べられないの？
なんで字が書けないの？
これまでもいろいろ聞かれたけど、
そうりが11歳になったこのときも、
どう答えていいかいつもこまってしまう。

「んーとね、気持ちの切り替えができなくてね……」と、
こまっているわたしを見て、その女の子は
「しょうがいなの？」と聞いてきた。
あ、それでいいのか！と、すごく納得した。
「病気じゃないんでしょ？」と、続けて聞いてきた。
そのまっすぐで素直な言葉に、
どう答えようかと悩んでいた気持ちがすっと消えた。

そうりと一緒に成長していく

小学6年生になった今でも、
自分の予測通りにことが進まないと
パニックになって泣き叫んだり、
寝転んで動かなかったり、走り去ったり。
見た目ではわからないから、
周りの人からしたら、なんでこんなに大きな小学生が
甘えているのかと思うはず。
それでも、大きくなるにつれ、少しずつだけど、
こだわりをコントロールできるようになった気もする。
たとえば、気持ちの切り替えが多少上手になった。
前ならパニックになる場面でも、
今までの経験から、イレギュラーなことを

受けとめられるようになった。

できることが増えているから、

「これでもいいのかな？」

という考えができるようになったのかもしれない。

今思うと、そうりが幼いころは、パニックになったら
早く落ち着かせようと必死だったけど、
それは親の勝手であることに気づく。
本当は、そうりのタイミングに
合わせることが大事だったと思う。
そう、自身にいい聞かせることもできるようになった。
親のわたしたちも成長しているのかな。

まだまだ先の不安はあるけれど、
これからも一緒に成長していきたいと思う。

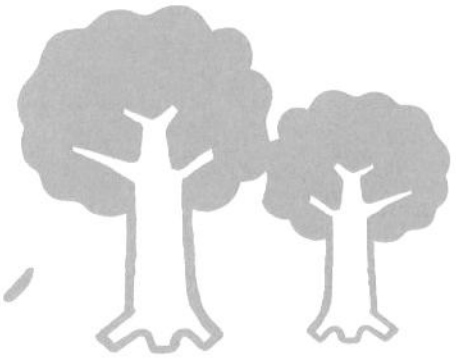

おわりに

そうりが普通の子だったら、どんな子に育っていたんだろうな。
そんなことを思ったことは正直何度もある。
足は速い？　勉強は何が得意？
そんなことを考えていたら、普通ってなんだろうとも思う。
もちろん、普通の小学校に行って、普通に塾に行って、
普通に会話して、普通に就職して……ってことでしょ。
なんて、頭を何度ぐるぐるしたことか。
でも、どんな子どもでも大人でも悩むことはたくさんあって、
その悩みがどんなことだろうと、
みんな、それに立ち向かっていく。
周りのフォローによって、変えられることはたくさんある。
今は、特別支援学校の先生たち、

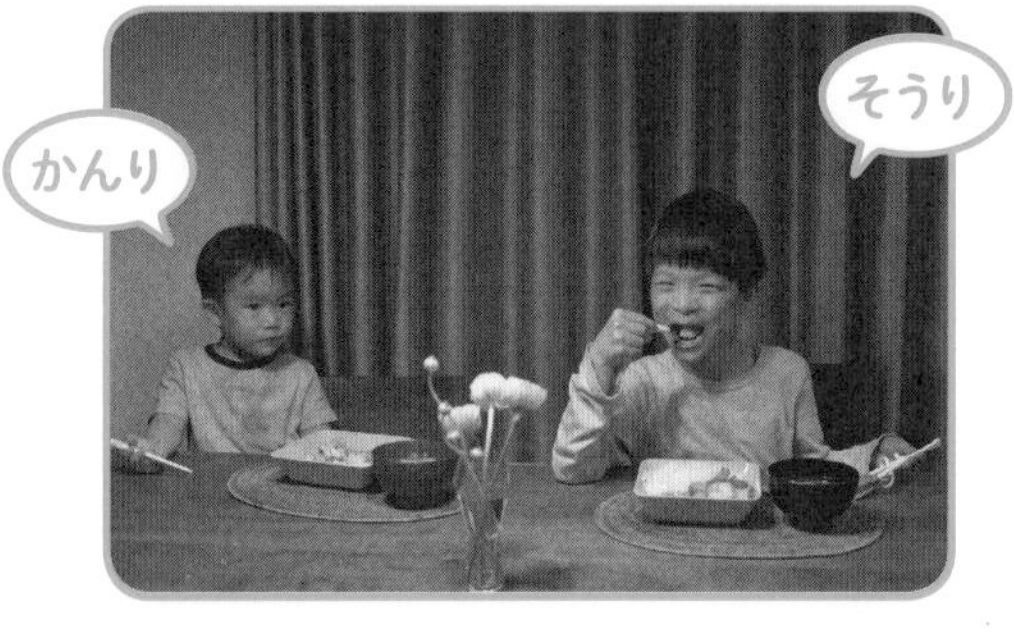

学校のバス停から学童に連れて行ってくれる移動支援の方、
学童の先生、放課後デイサービスのスタッフさん、
リハビリの先生、わたしと一緒に仕事をしているスタッフさん……
いろんな方々が、そうりを理解して工夫してくださっている。
ヘルプマーク*が知られるようになってきて、
外出先で見知らぬ方が手を貸してくれることも増えた。

わたしが知らなかったことがたくさんある。
知らない、わからないことが一番辛いと思う。
この本をきっかけに、こんな子がいるんだな、ということを
少しでも知ってもらえたら、誰かが生きやすくなるかもしれない。
わたしとそうりの物語と料理が、
少しでも誰かの助けになるのであればうれしいです。

あまこようこ

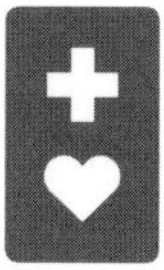

＊ヘルプマークとは、援助や配慮を必要としている方々が、周囲にそのことを知らせることができるマーク。

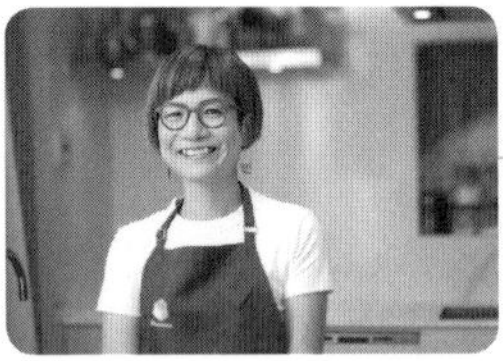

あまこ ようこ

大阪府出身。料理研究家、フードコーディネーター。２児の子育て真っ最中。料理のモットーは「ジャーンの一皿で、わぁ！の笑顔。おいしく、楽しく、華やかに！」。大阪あべの辻調理師専門学校卒業後、飲食店の勤務を経て家族とカフェを開店。上京後、料理研究家のアシスタントを務めたのち、独立。数多くのテレビ番組や雑誌で、フードコーディネートを手掛けている。
著書に『冷凍フルーツのひんやりスイーツ』（主婦の友社）、『おかずケーキ』（オークラ出版）、『砂糖の代わりに糀甘酒を使うという提案』（アスコム刊）などがある。

食べないっ子も、いただきます！
うちのやさしいかいじゅう ごはんレシピ

2021（令和 3）年 4 月 22 日　初版第 1 刷発行

著　あまこ ようこ

企画・編集　micro fish（酒井ゆう、北村佳菜）
装丁　天野 昌樹

イラスト　宗 誠二郎

発行者　錦織圭之介
発行所　株式会社東洋館出版社
〒113-0021　東京都文京区本駒込 5-16-7
営業部　TEL 03-3823-9206／FAX 03-3823-9208
編集部　TEL 03-3823-9207／FAX 03-3823-9209
振替　00180-7-96823
URL　http://www.toyokanbooks.com

印刷・製本　図書印刷株式会社

ISBN 978-4-491-04394-4